Gießing • HIT in der Turnhalle

Jürgen Gießing

HIT in der Turnhalle

Erfolgreiches Muskeltraining für Schule und Verein

Limpert Verlag Wiebelsheim

Die Ratschläge in diesem Buch sind vom Autor und dem Verlag sorgfältig erwogen und geprüft, dennoch kann keine Garantie übernommen werden. Eine Haftung des Autors bzw. des Verlages und seiner Beauftragten für Personen-, Sach- und Vermögensschäden ist ausgeschlossen.

Bibliografische Information der Deutschen Nationalbibliothek
Die Deutsche Nationalbibliothek verzeichnet diese Publikation in der Deutschen Nationalbibliografie; detaillierte bibliografische Daten sind im Internet über http://dnb.de abrufbar.

Alle Zeichnungen stammen von Scott Krausen.
Druck und Verarbeitung: TZ-Verlag & Print GmbH, Roßdorf
Printed in Germany / Imprimé en Allemagne
ISBN 978-3-7853-1968-0

Inhaltsverzeichnis

Einleitung

Wer rastet der rostet, ist eine Maxime, die schon zu Zeiten der Turnbewegung des 19. Jahrhunderts geläufig war. Dahinter steckt die Beobachtung, dass unser Körper nicht etwa durch Schonung stärker und leistungsfähiger wird, sondern vielmehr durch regelmäßige Reize, die den Körper zwingen, seine Leistungsfähigkeit zu erhalten oder sogar zu steigern. Muskeln, die wir kaum benutzen, bilden sich zurück, weil sie offenkundig nicht im derzeitigen Umfang benötigt werden. Man kann diesen Prozess aber auch umkehren, indem man regelmäßig trainiert. Die Muskulatur zu erhalten oder aufzubauen, ist eine äußerst lohnenswerte Maßnahme. Inzwischen ist nämlich bekannt, dass unsere Muskeln weit mehr sind, als nur „Motoren", die unser Skelett bewegen. Muskelsubstanz ist ein hochaktives Gewebe. Jede Muskelzelle ist über den Blutkreislauf mit dem Rest des Körpers verbunden. Bei körperlicher Aktivität allgemein und ganz besonders beim Training, produziert die Muskulatur viele gesundheitsfördernde Botenstoffe, die sogenannten Myokine. Muskeltraining ist somit nicht nur geeignet, Kraft und Beweglichkeit zu erhalten, sondern liefert einen ganz wichtigen Beitrag für unser gesundheitliches Wohlergehen.

Dass Sport und Bewegung uns guttun, ist seit Ewigkeiten bekannt. Lange galt deshalb die Maxime *je mehr, desto besser*. Was in Bezug auf Bewegung allgemein noch zutreffen mag – 10.000 Schritte am Tag sind wahrscheinlich tatsächlich besser als nur 5.000 – trifft auf das Training allerdings nicht zu.

Wie ein Training aufgebaut sein muss

Der alte Spruch *Übung macht den Meister* hat durchaus seine Berechtigung. Je mehr man übt, desto besser wird man in der Regel. Und zwar so lange bis man seine Bestform erreicht hat. Dieses Prinzip des *je mehr, desto besser* lässt sich aber nicht ohne Weiteres auf das Training übertragen. Wer sinnvoll trainieren will, muss zunächst die entsprechenden Übungen erlernen, denn wer die Technik bei Kniebeuge oder Klimmzügen noch nicht richtig beherrscht, kann auch nicht sinnvoll trainieren. Das Training beginnt gewissermaßen erst da, wo das Üben abgeschlossen ist. Es gibt nämlich eine klare Unterscheidung zwischen Üben und Trainieren. Das Üben dient dazu, bestimmte Bewegungsabläufe zu optimieren und Bewegungserfahrung und Koordination zu verbessern. Dadurch steigt die Leistung, auch im Sport. Unter Trainieren versteht man dagegen eine Anpassung des Körpers, ausgelöst durch einen spezifischen Reiz. Manche Trainingsformen verbessern in erster Linie die Ausdauer, andere vor allem die Kraft. Auslöser ist jeweils der durch das Training bewirkte spezifische Reiz. Konkret auf ein Muskeltraining bezogen heißt das: Sie müssen Ihre Muskulatur mit einer Beanspruchung konfrontieren, die Sie gerade noch bewältigen können und die zu einer vorübergehenden Erschöpfung der Muskulatur führt. Bei Liegestützen z. B. beenden Sie die Übung erst dann, wenn Sie es nicht mehr schaffen, sich wieder nach oben zu drücken. Bei Klimmzügen ist die Übung erst dann beendet, wenn Sie sich trotz maximaler Anstrengung keinen Zentimeter mehr hochziehen können. Auf diese Weise haben Sie einen Trainingsreiz produziert, der den Körper an seine Grenzen gebracht hat und ihn veranlasst, seine Muskeln zu stärken. Diese Reaktion auf einen Trainingsreiz ist ein uralter in der Evolution begründeter Schutzmechanismus des Körpers.

Der trainingswirksame Reiz

Damit ein Training auch tatsächlich in einer Leistungssteigerung resultiert, muss ein trainingswirksamer Reiz produziert werden. Dazu muss der Reiz eine gewisse Schwelle überschreiten. Andernfalls bleibt die Reaktion aus. Dies lässt sich leicht anhand eines Beispiels verdeutlichen: Bei zunehmender Sonnenstrahlung aktiviert unsere Haut die in ihr vorhandenen Pigmente, um uns vor Verbrennungen zu schützen. Damit dies geschieht, muss die Sonnenstrahlung eine gewisse Intensität haben, ansonsten bleibt die Reaktion aus, weil sie nicht erforderlich ist. An einem trüben Novembertag können Sie sich praktisch von morgens bis abends der Sonne aussetzen und werden nicht braun. In einem Land in der Nähe des Äquators reichen im Sommer hingegen wenige Minuten, um die entsprechende Reaktion auszulösen. Unser Körper reagiert bei Reizen immer nach dem Alles-oder-Nichts-Prinzip. Entweder der Reiz ist intensiv genug, dann findet die Reaktion statt. Ist der Reiz zu niedrig reagiert, der Körper nicht „ein bisschen", sondern die Reaktion bleibt komplett aus. Ähnlich wie ein Lichtschalter, den man mit einer bestimmten Intensität drücken muss, damit das Licht angeht. Drücken Sie nicht fest genug, bleibt das Licht aus. Ein anderes Beispiel: Wenn Sie sich gegen eine Krankheit impfen lassen möchten, benötigen Sie eine bestimmte Menge des Impfstoffes. Würde man Ihnen viel zu wenig Impfstoff geben, wären Sie nicht etwa „ein bisschen immun", sondern gar nicht. Für jede körperliche Reaktion – das gilt auch für trainingsbedingte Anpassungsreaktionen – ist das Überschreiten einer bestimmten Reizschwelle erforderlich. Bleibt der Reiz unterhalb der Reizschwelle, bleibt auch die Reaktion aus. Wird die erforderliche Schwelle überschritten, wird die entsprechende Reaktion ausgelöst.

Das ist der Grund, warum es für medizinische Begriffe, die entsprechende Anpassungen beschreiben, kein Wort für die jeweilige Steigerungsform gibt. Begriffe wie immun, schwanger, tot lassen sich nicht steigern oder abstufen. Wenn Sie beispielsweise 100 Milligramm eines Impfstoffs benötigen, um anschließend immun zu sein, sind Sie durch 200 Milligramm nicht „immuner". Man ist es oder man ist es nicht. „Ein bisschen schwanger" zu sein, ist nicht möglich. So wie für eine Schwangerschaft nur ein einziges Spermium nötig ist, kann auch beim Training mit nur einem einzigen Reiz die entsprechende Reaktion ausgelöst werden.

Und genau dieses physiologische Prinzip nutzen Sie beim HIT. Die Trainingsintensität ist hoch genug, um einen überschwelligen Reiz zu produzieren. Es ist nicht erforderlich denselben Reiz dann nochmal zu wiederholen, weil bereits beim ersten Mal die entsprechende Reaktion ausgelöst wurde. Daher müssen Sie von jeder Übung nur einen Satz ausführen. Mit rund einem Dutzend Übungen haben Sie dann Ihren gesamten Körper trainiert und gönnen ihm anschließend eine Ruhepause von mindestens 48 Stunden, bevor Sie erneut trainieren. Beim HIT können Sie ein- bis dreimal pro Woche trainieren. Selbst bei nur einmaligem Training pro Woche können Sie aufgrund der hohen Intensität und vollständigen Regeneration Kraft- und Muskelzuwächse erzielen.

Die Superkompensation

Ein wichtiger Grundsatz, der erst im Verlauf des 20. Jahrhunderts nachgewiesen werden konnte, lautet: Der Muskel wächst nicht während des Trainings, sondern während er sich anschließend wieder vom Training erholt. Während der Erholungsphase stellt der Körper nicht einfach wieder den ursprünglichen Zustand her, sondern legt sich eine Art Sicherheitsreserve zu. Diese Sicherheitsreserve ist der Trainingsfortschritt.

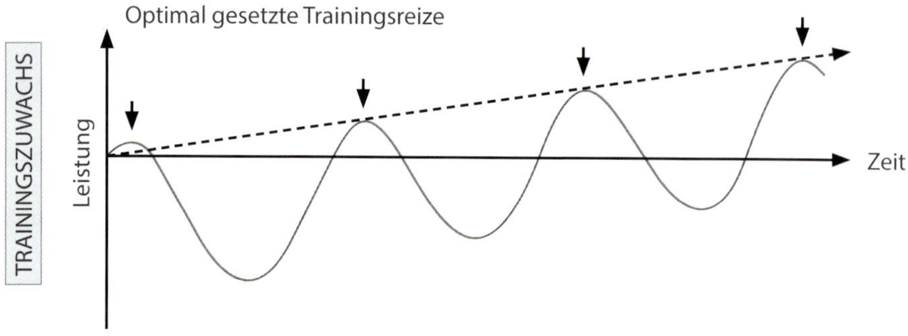

Regelmäßigkeit und Progression

Damit ein Training auch langfristig einen guten Erfolg liefert, muss es zwei wichtige Bedingungen erfüllen. Zum einen muss es regelmäßig durchgeführt werden. Die Maxime einmal ist keinmal trifft auf das Training jedenfalls zu. Wenn Sie nur einmal trainieren und dann nie wieder, war es zwar eine Sport- oder Bewegungseinheit, aber streng genommen kein Training, denn Training ist immer ein Prozess. Durch die Superkompensation passt sich der Körper an den Reiz an und wird stärker. Nun verfügen Sie über höhere Leistungsreserven und mehr Kraft. Damit das Training auch weiterhin Erfolge produziert müssen Sie dann auch die Anforderungen erhöhen. Wenn Sie beispielsweise in jedem Training dieselbe Anzahl von Kniebeuge, die selbe Anzahl an Liegestützen machen würden, könnten Sie damit zwar Ihre Form halten, sie aber nicht weiter verbessern. Damit das passiert, müssen Sie die Belastung steigern, damit Ihr Körper auch weiterhin zu Anpassungen gereizt wird.

Vermeidung von Übertraining

Durch die Notwendigkeit zur Progression geraten viele Sportler in eine Falle. Und diese Falle heißt Übertraining. Es liegt nämlich nahe, die Progression herzustellen, indem man den Trainingsumfang erhöht, also mehr trainiert als beim letzten Mal. Anhand des Ausdauertrainings lässt sich das leicht verdeutlichen. Wer anfangs noch Mühe hatte, 1.000 Meter am Stück zu joggen, läuft später vielleicht erst 5.000 Meter, dann 10.000 und irgendwann einmal Marathon. So kann man auf einfache Weise die erforderliche Progression herstellen. Beim Muskeltraining galten früher ähnliche Empfehlungen. Anfänger sollten demnach von jeder Übung nur einen Satz zu machen, leicht Fortgeschrittene zwei und weit Fortgeschrittene sollten drei bis fünf Sätze von jeder Übung machen. Dadurch ergaben sich allerdings zwei Probleme. Zum einen wird das Training dadurch irgendwann so lang, dass man nicht mehr effektiv den ganzen Körper in einer Trainingseinheit trainieren kann und das Training unterschiedlicher Muskeln auf unterschiedliche Trainingstage zu verteilen, was das Training ziemlich kompliziert machen kann. Zum anderen ist der Trainingsumfang dann irgendwann so hoch, dass es nicht mehr gelingt, sich zwischen den Trainingseinheiten zu regenerieren. Dann ist der Zustand des Übertrainings erreicht. Das ist nicht nur problematisch, sondern sogar kontraproduktiv. Zuviel Training

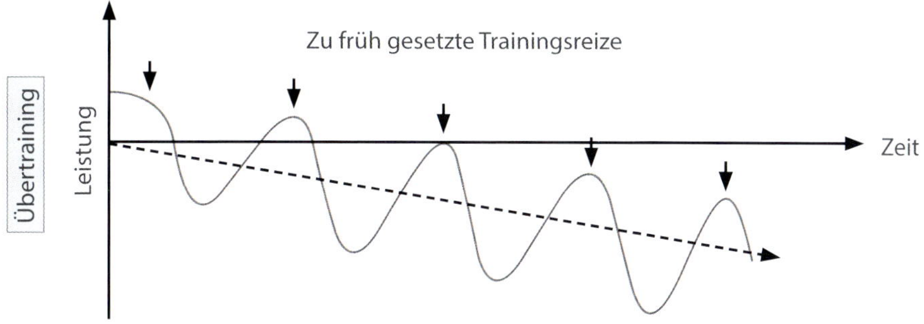

ist nämlich wesentlich ungünstiger als zu wenig. Wenn Sie zwar regelmäßig, aber seltener trainieren als ideal wäre, sind die Fortschritte nicht optimal, sondern kleiner als sie sein könnten. Im ungünstigsten Fall machen Sie beim Untertraining gar keine Fortschritte. Zuviel Training hingegen für sogar zum Leistungsrückgang. Eine sinnvolle Alternative zur Steigerung der Progression ist deshalb die Erhöhung der Trainingsintensität.

Trainingsintensität

Die Trainingsintensität ist das Maß der Anstrengung, mit der man trainiert. Sie lässt sich relativ genau bestimmen. Beim Ausdauertraining wird die Intensität bemessen anhand der Herzfrequenz. Jeder Mensch hat eine maximale Herzfrequenz. Sie liegt ungefähr bei 220 Schlägen minus dem Lebensalter. Bei einer 20-jährigen Person kann das Herz bei maximaler Anstrengung also rund 200 mal in der Minute schlagen. Mit 40 Jahren sind es dann noch ungefähr 180 Schläge pro Minute. Ein Puls von 90 Schlägen pro Minute entspricht bei einer 40-jährigen Person daher einer Intensität von 50 %. Jede Herzfrequenz beim Ausdauersport, die zwischen dem Ruhepuls und dem Maximalpuls liegt, lässt sich also einer der jeweiligen Intensitätsstufe zuordnen.

Beim Muskeltraining gibt es insgesamt nur vier verschiedene Abstufungen der Trainingsintensität. Natürlich lässt sich die Höhe des Widerstands exakt in Prozent ausdrücken. Wer z. B. 100 Kilogramm maximal heben kann und im Training 50 Kilogramm verwendet, trainiert demnach mit 50% seines Maximalgewichts (50 % relative Intensität). Bei der Bestimmung der Trainingsintensität kommt es aber nicht so sehr darauf an, ob nun 50, 55 oder 60 % des Maximalgewichts verwendet werden, sondern was Sie damit anstellen. Mit anderen Worten: Die Trainingsintensität ist höher, wenn Sie statt 60 % nur 55 % des Maximalgewichts nehmen, aber dafür statt zehn Wiederholungen nun doppelt so viele machen, denn die Trainingsintensität beim Muskeltraining bemisst sich danach, wie nahe Sie der maximal möglichen Wiederholungszahl mit dem jeweiligen Gewicht kommen. Wer ein Gewicht zwölfmal bewegen könnte, aber nach acht Wiederholungen aufhört, hat mit geringer Intensität trainiert. Wer sich hingegen maximal anstrengen muss, um die letzte Wiederholung des Satzes gerade noch so zum Abschluss zu bringen, hat mit hoher Intensität trainiert. Dieser Zusammenhang verdeutlicht auch, warum die manchmal geäußerten Bedenken gegen das HIT unbegründet sind. Der Mythos, ein HIT sei gefährlich, ist inzwischen längst widerlegt. Für die meisten Sportler ist das keine neue Erkenntnis, denn was sollte daran gefährlich sein, wenn man zwölf technisch saubere Liegestützen macht, anstatt nach neun oder zehn schon aufzuhören? Solange Sie wie beim HIT üblich immer mit absolut sauberer Technik trainieren, können Sie sich niemals überlasten, denn unser Körper hat hiergegen einen natürlichen Schutz: die momentane Erschöpfung, die den Satz auf natürliche Weise beendet. Und genau das ist das Ziel beim HIT, weil auf diese Weise sichergestellt wird, dass ein effektiver Trainingsreiz erzielt wurde.

Die vier Stadien der Trainingsintensität beim Krafttraining

Abbruchkriterium	Abkürzung	Erläuterung
Das nicht-Wiederholungsmaximum	nWM	Wenn man weniger Wiederholungen ausführt als man mit diesem Gewicht schaffen könnte, z. B. 10 Wiederholungen mit dem 20 WM. Das nWM wendet man an bei Aufwärmsätzen oder während Eingewöhnungsphasen, während derer man sich erst an die korrekte Bewegungsausführung gewöhnen muss.
Das Wiederholungsmaximum	WM	Wenn man mit einem Gewicht so viele Wiederholungen macht, wie man schafft. Während der letzten Wiederholung merken Sie, dass Sie die nächste Wiederholung nicht mehr vollständig und in korrekter Technik schaffen würden.
Der Punkt des momentanen Muskelversagens	PmM	Wenn Sie das Wiederholungsmaximum erreicht haben, also z. B. zwölf Wiederholungen mit dem 12 WM und dann trotzdem noch die nächste Wiederholung versuchen, werden Sie diese Wiederholung nicht mehr vollständig schaffen. An irgendeiner Stelle der Übung kommt die Bewegung ins Stocken. Diesen Punkt nennt man den Punkt des momentanen Muskelversagens.
Training über den PmM hinaus	PmM+	Um über den Punkt des momentanen Muskelversagens hinaus zu trainieren, setzt man den Satz nach dem Muskelversagen fort, indem man sog. Intensitätstechniken anwendet, z. B. indem man unmittelbar zu einer leichteren Variante der Übung wechselt oder eine „Mini-Pause" von ca. 10 Sekunden einlegt, um gerade soviel Erholung zuzulassen, dass noch ein bis zwei zusätzliche Wiederholungen möglich werden.

Wie Sie die richtige Intensitätsstufe für sich finden

Beim HIT kommen je nach Trainingserfahrung die letzten drei Intensitätsstufen zum Einsatz. Um von einem HIT profitieren Sie können, müssen Sie über eine gewisse Trainingserfahrung verfügen und das Anfängerstadium bereits hinter sich gelassen haben. Wie eingangs bereits erläutert, beginnt das Training dort, wo das Üben schon abgeschlossen ist. Bezogen auf ein Muskeltraining bedeutet das: Sie müssen die Übungen Ihres Trainingsprogramms technisch einwandfrei beherrschen und in der Lage sein, die jeweilige Übung langsam und kontrolliert auszuführen. Dazu ist neben der Bewegungserfahrung und Koordination auch ausreichend Kraft erforderlich, um die Übungen komplett ohne Schwung holen auszuführen.

Wenn Sie über grundlegende Trainingserfahrung verfügen, aber gerade erst mit dem intensiven Training beginnen, sollten Sie Ihre Übungen bis zum Wiederholungsmaximum trainieren, d. h. Sie machen so viele Wiederholungen, wie Sie können. Die letzte Wiederholung ist die, bei deren Beendigung Sie merken, dass Sie unmöglich noch eine weitere Wiederholung schaffen würden.

Wenn Sie seit mehreren Monaten regelmäßig trainieren, können Sie Ihre Übungen bis zum Punkt des momentanen Muskelversagens trainieren. Diesen Punkt erreichen Sie dann, wenn Sie nach dem Wiederholungsmaximum noch eine weitere Wiederholung versuchen. Vielleicht schaffen Sie diese Wiederholung entgegen Ihrer ursprünglichen Erwartung sogar noch vollständig, dann probieren Sie auch noch die nächste Wiederholung. Irgendwann kommen Sie an einen Punkt, an der die Bewegung stockt und Sie es trotz größter Anstrengung nicht mehr schaffen, die Bewegung auch nur einen Zentimeter weiterzuführen. Dieser Punkt, an dem es nicht mehr weitergeht, ist der Punkt des momentanen Muskelversagens und Ihr Ziel bei dieser Intensitätsstufe.

Wenn Sie über mehrjährige Trainingserfahrung verfügen, können Sie über den Punkt des momentanen Muskelversagens hinaus trainieren. Vereinfacht gesagt, machen Sie dabei beispielsweise zwölf Wiederholungen bei einer Übung, bei der Sie nur zehn Wiederholungen schaffen. Dies erreichen Sie durch die Anwendung einer Intensitätstechnik, dem Rest-Pause-Training (RPT). Bei dieser Technik beenden Sie den Satz nach dem Erreichen des momentanen Muskelversagens noch nicht, sondern versuchen nach einer „Mini-Pause" von rund zehn Sekunden, noch eine oder zwei zusätzliche Wiederholungen. Dann ist die Übung beendet und Sie gehen zur nächsten Übung über. Zwischen zwei verschiedenen Übungen pausieren Sie nur so lange, bis Sie wieder ausreichend bei Atem sind, um auch die nächste Übung wieder mit der erforderlichen hohen Intensität angehen zu können. Wenn Sie einmal einen Augenblick länger warten müssen, weil ein Gerät noch belegt ist, ist das kein Problem und beeinträchtigt die Trainingswirkung nicht.

Beim HIT absolvieren Sie ein Trainingsprogramm, das aus rund zehn verschiedenen Übungen besteht und den ganzen Körper trainiert. Da bei jeder Bewegung dutzende oder gar hunderte unserer mehr als 600 Skelettmuskeln beteiligt sind, reicht eine geringe Zahl an Übungen aus, um alle Muskeln zu beteiligen und zu trainieren. Stellen Sie sicher, dass Ihr Programm mindestens jeweils eine Übung der folgenden fünf Kategorien enthält:

- Übungen für Brust, Schultern, Armstrecker (meist „drückende" Bewegungen)
- Übungen für den oberen Rücken, die hinteren Schultern und die Armbeuger (meist „ziehende" Bewegungen)
- Übungen für die Hüft-, Gesäß- und Beinmuskulatur
- Übungen für den unteren Rücken
- Übungen für die Bauchmuskeln

Somit sollte ein Trainingsplan zehn Übungen enthalten, wobei jeder Bereich durch zwei Übungen trainiert wird. Wer das Training so knapp wie möglich halten möchte, sollte mindestens fünf Übungen ausführen, um alle Bereiche gleichmäßig zu trainieren. Zunächst sollten Sie einige Wochen lang immer dieselben Übungen ausführen, damit der Körper sich langsam auf die spezifische Belastung einstellen kann. Später können Sie dann die Übungen variieren.
Von jeder Übung wird nur ein Satz ausgeführt. Nicht mitgezählt werden die Sätze, die Sie zu Beginn der Trainingseinheit zum „Aufwärmen" bzw. zur Vorbereitung auf das eigentliche Training ausführen. Nach einem kurzen allgemeinen Aufwärmen, etwa ein paar lockeren Runden Dauerlauf in der Halle, beginnen Sie mit dem Vorbereiten der Muskulatur, indem Sie mindestens eine „drückende", eine „ziehende" Übung sowie eine Übung für die Beine ausführen. Bei diesen Sätzen gehen Sie bewusst nicht bis zur Muskelerschöpfung, sondern höhren deutlich vor dem Muskelversagen auf. Außerdem sollten Sie bereits bei den vorbereitenden Sätzen darauf achten, dass Sie die Bewegungen betont langsam, quasi in „Zeitlupe" ausführen, um Schwungkräfte komplett herauszuhalten.

Das HIT in der Übersicht

Übungen	• 10 Übungen für den ganzen Körper. • Mindestens fünf, keinesfalls mehr als 15.
Übungsauswahl	Jeweils eine bis zwei Übungen aus ingesamt fünf KategorienBrust, Schultern, • Armstrecker • Rücken, Armbeuger • Unterer Rücken • Bauch • Beine
Intensität	Einsteiger: Wiederholungsmaximum (WM) Fortgeschrittene: Punkt des momentanen Muskelversagens (PmM). „Profis“: über den Punkt des momentanen Muskelversagens hinaus (PmM+).
Sätze	1 Arbeitssatz pro Übung (mögliche Aufwärmsätze nicht mitgezählt).
Bewegungsausführung	Betont langsam und technisch perfekt (ca. 7 bis 10 Sekunden pro Wiederholung).
Anspannungszeit	Ein Satz sollte innerhalb von ca. 60 bis 120 Sekunden zur momentanen Muskel-erschöpfung führen.
Wiederholungen	Durch die langsame und saubere Ausführung der Übungen entspricht dies ungefähr 8 bis 15 Wiederholungen.
Intensitätstechnik	Weit Fortgeschrittene trainieren bis zum Punkt des momentanen Muskelversagens, legen dann eine „Mini-Pause“ von ca. 10 Sekunden ein und versuchen anschließend noch eine bis zwei zusätzliche Wiederholungen.
Pausen	Zwischen den verschiedenen Übungen wird nur so lange pausiert, wie erforderlich ist, um auch die nächste Übung mit der erforderlichen Intensität angehen zu können. Im Regelfall entsteht so eine Pause von 1 bis 2 Minuten.
Trainingshäufigkeit	Mindestens eine, aber nicht mehr als drei Trainingseinheiten pro Woche. Zwischen zwei Trainingseinheiten sollten mindestens 48 Stunden liegen.

Hinweise zum Gebrauch des Buchs

Die Übungen in diesem Buch sind in 5 Kategorien eingeteilt:

1. Übungen für den Bauch
2. Übungen für den unteren Rücken
3. Push-Übungen
4. Pull-Übungen
5. Übungen für die Beine

Innerhalb der Kategorien sind die Übungen nach Schwierigkeitsgrad sortiert. Insgesamt gibt es 4 Schwierigkeitsgrade:

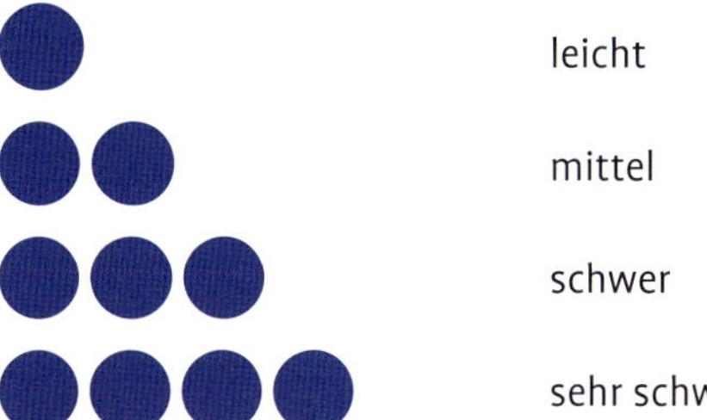

Zwischenstufen werden durch halbe Kreise angezeigt, zum Beispiel:

Zu Beginn jeder Kategorie steht ein „Muskelmann“. Bei diesem sind die durch die Übungen innerhalb der betreffenden Kategorie trainierten Muskelgruppen rot eingefärbt. Bei den Einzelübungen ist die genaue Hauptmuskulatur (stärker) sowie – wo sichtbar – die Hilfsmuskulatur (schwächer) eingefärbt.
Bei den Übungsbeschreibungen werden Piktogramme verwendet. Diese bedeuten:

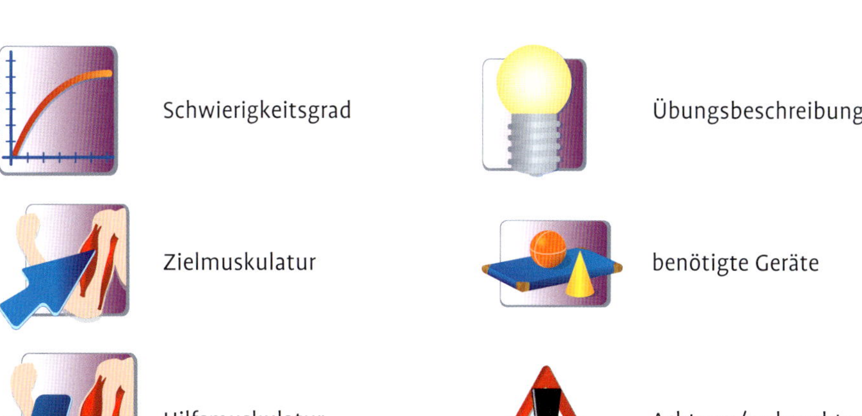

Übungen für den Bauch

Gerade und seitliche Bauchmuskulatur

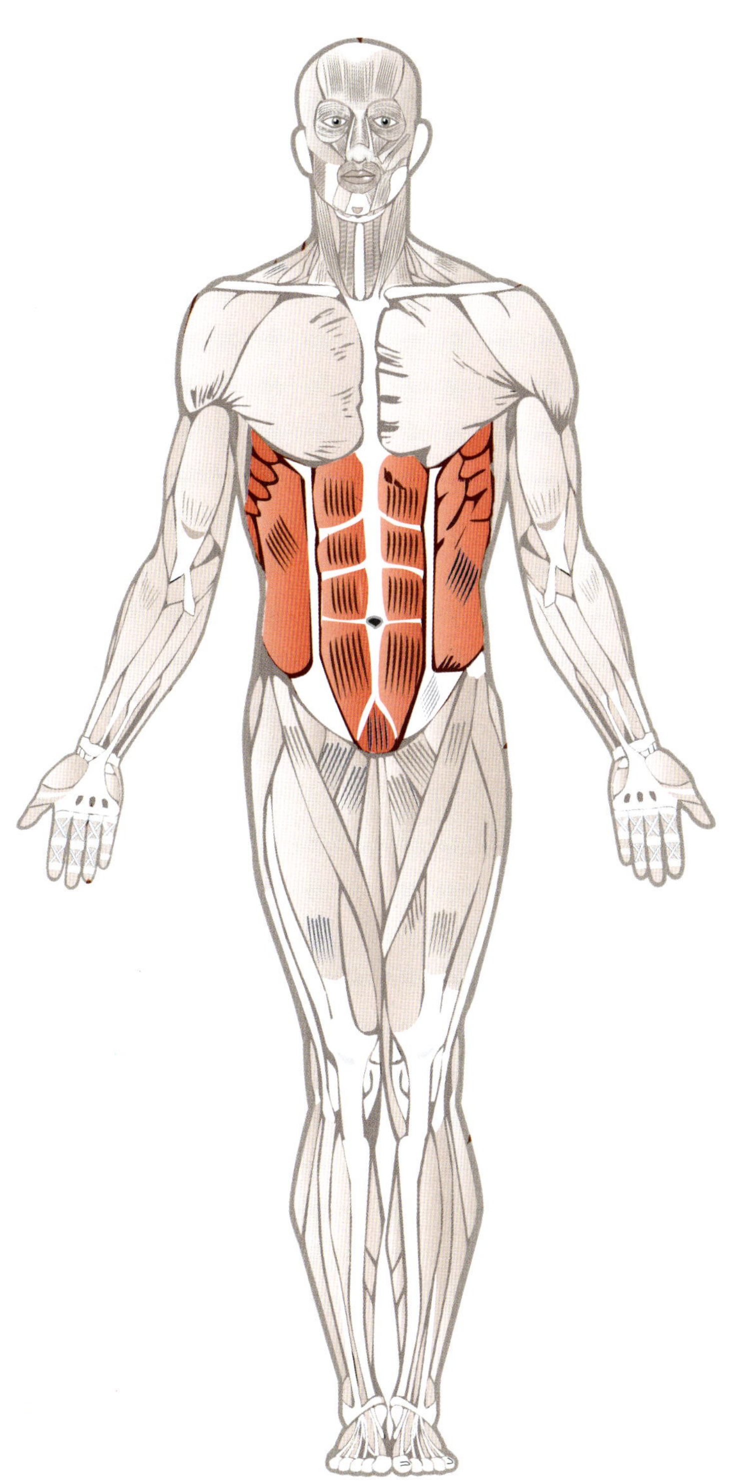

Bauchpressen

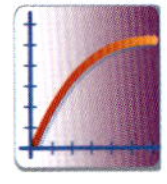

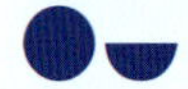

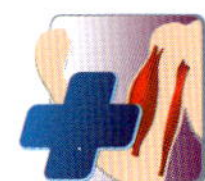

Gerade Bauchmuskulatur

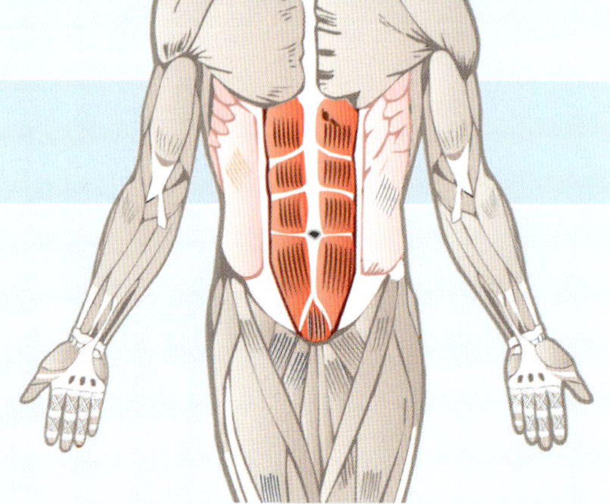

Rumpfmuskulatur

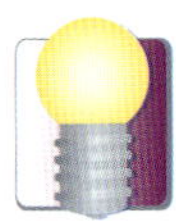

Legen Sie sich flach auf den Rücken und winkeln Sie die Beine an, sodass die Oberschenkel im 90°-Winkel angehoben werden und die Unterschenkel parallel zum Boden sind. Die Arme werden vor der Brust verschränkt. Dann werden Kopf und Schultern vom Boden abgehoben. Der untere Rücken liegt jederzeit auf. Versuchen Sie gleichzeitig auch das Becken anzuheben, sodass nur noch der untere Rücken auf der Matte aufliegt. In der Endposition sollte kurz verharrt werden bevor die Schultern wieder kontrolliert abgesenkt werden.

Matte

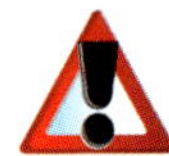

Die Arme sollten vor der Brust verschränkt werden und nicht den Nacken umfassen, weil dabei, insbesondere bei fortschreitender Ermüdung, die Gefahr besteht, dass am Nacken gezerrt wird, was aus Gründen der Verletzungsprophylaxe unbedingt zu vermeiden ist.

Bauchpressen

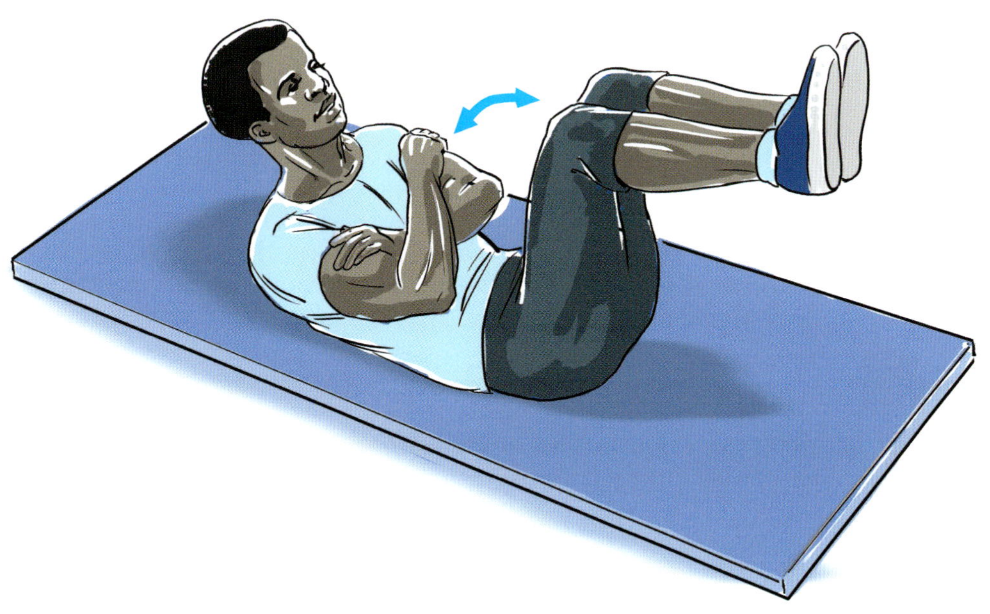

Unterarmstütz („Plank“)

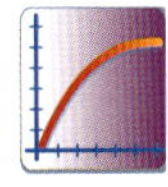

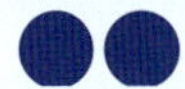

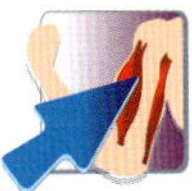

Bauchmuskulatur,
Brust-, Rücken-, Rumpf- und Gesäßmuskulatur

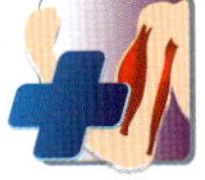

Zwischenrippenmuskulatur, Ganzkörperstabilisierung

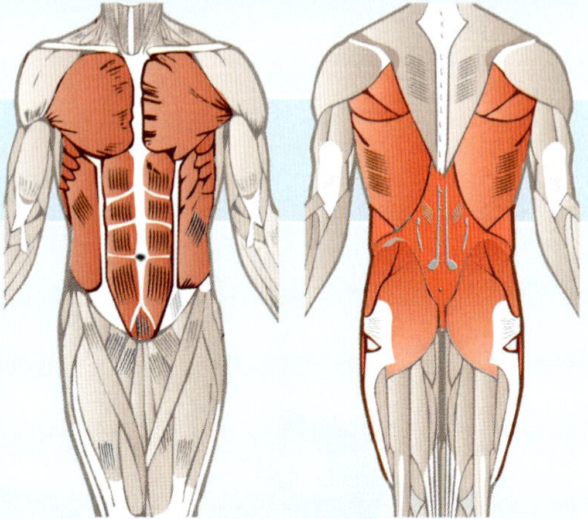

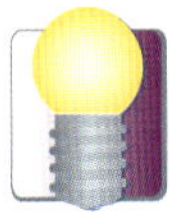

Begeben Sie sich zunächst in die sog. Bankstellung, sodass beide Unterschenkelvorderseiten und beide Hände auf dem Untergrund aufliegen. Legen Sie dann die Unterarme und die Fußspitzen auf dem Boden auf, sodass nur noch die Unterarme und die Fußspitzen auf dem Boden aufliegen. Hinterkopf, Schulter und Gesäß sollten etwa eine Linie bilden. Der Blick ist nach unten zwischen die Unterarme gerichtet.

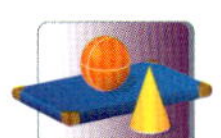

Matte

Der Rücken ist gerade zu halten und die Halswirbelsäule darf nicht überstreckt werden. Der Blick sollte deshalb nach unten gerichtet werden.

Unterarmstütz („Plank“)

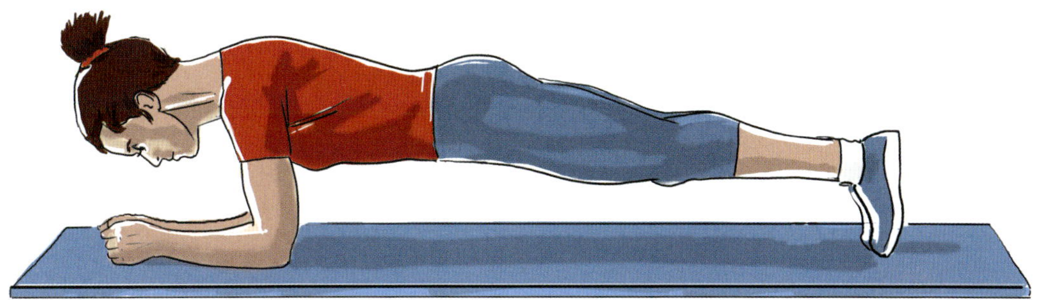

Bauchpressen mit seitlicher Drehung

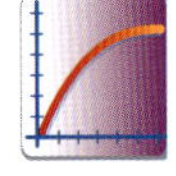

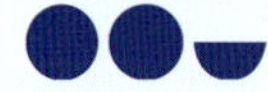

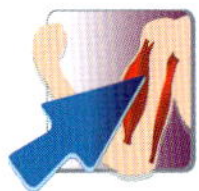

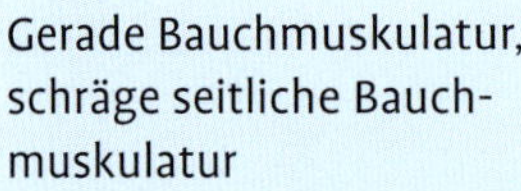

Gerade Bauchmuskulatur, schräge seitliche Bauchmuskulatur

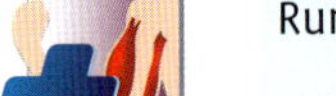

Rumpfmuskulatur

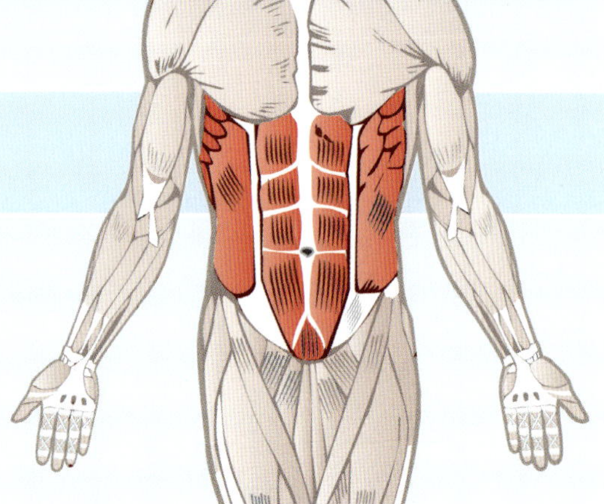

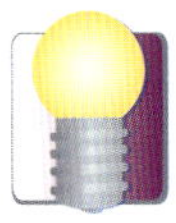

Legen Sie sich flach auf den Rücken und winkeln Sie die Beine an, sodass die Oberschenkel im 90°-Winkel angehoben werden und die Unterschenkel parallel zum Boden sind. Die Arme werden vor der Brust verschränkt. Dann werden Kopf und Schultern vom Boden abgehoben. Beim Anheben der Schultern drehen Sie sich leicht nach links, so als wollten Sie mit Ihrem rechten Ellenbogen das linke Knie berühren. Der untere Rücken liegt jederzeit auf. Versuchen Sie gleichzeitig auch das Becken anzuheben, sodass nur noch der untere Rücken auf der Matte aufliegt. Verharren Sie kurz in der Endposition und senken Sie die Schultern anschließend kontrolliert wieder ab. Dann wiederholen Sie die Bewegung zur anderen Seite hin.

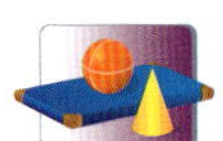

Matte

Die Arme sollten vor der Brust verschränkt werden und nicht den Nacken umfassen, weil dabei, insbesondere bei fortschreitender Ermüdung, die Gefahr besteht, dass am Nacken gezerrt wird, was aus Gründen der Verletzungsprophylaxe unbedingt zu vermeiden ist.

Bauchpressen mit seitlicher Drehung

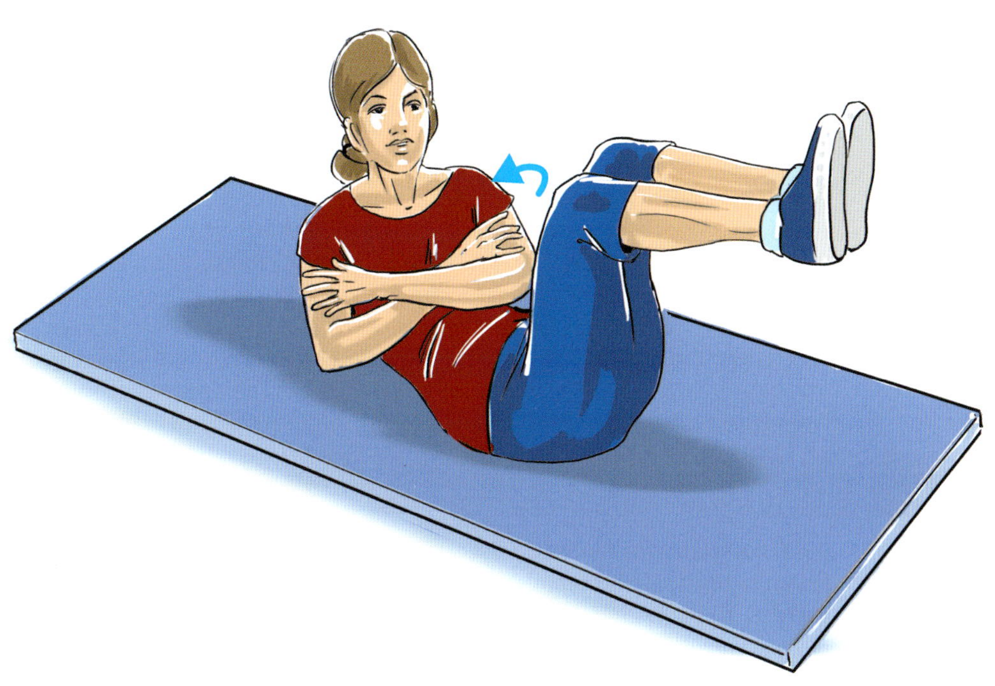

Bauchpressen mit Ball

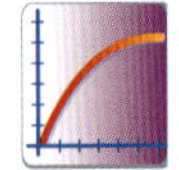

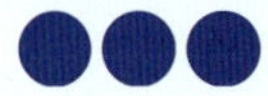

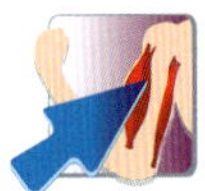

Gerade Bauchmuskulatur

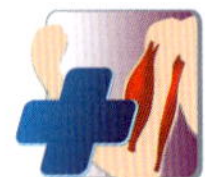

Rumpfmuskulatur,
Adduktoren

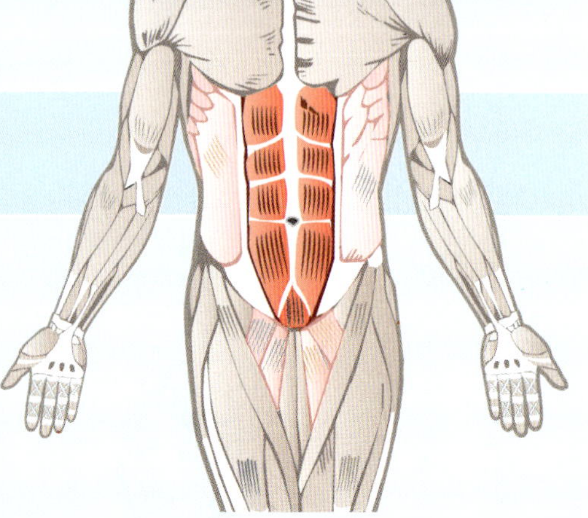

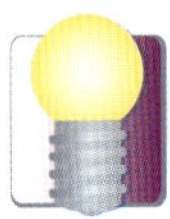

Legen Sie sich flach auf den Rücken und klemmen Sie einen Ball zwischen Ihren Füßen ein, sodass er nicht mehr herunterfällt. Anschließend heben Sie die Beine an, sodass die Oberschenkel im 90°-Winkel zum Boden stehen und die Unterschenkel parallel zum Boden sind. Die Arme werden vor der Brust verschränkt. Dann werden Kopf und Schultern vom Boden abgehoben. Der untere Rücken liegt jederzeit auf. Versuchen Sie gleichzeitig auch das Becken anzuheben, sodass nur noch der untere Rücken auf der Matte aufliegt. In der Endposition sollte kurz verharrt werden bevor die Schultern wieder kontrolliert abgesenkt werden.

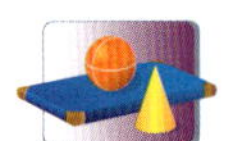

Matte, Ball

Die Arme sollten vor der Brust verschränkt werden und nicht den Nacken umfassen, weil dabei, insbesondere bei fortschreitender Ermüdung, die Gefahr besteht, dass am Nacken gezerrt wird, was aus Gründen der Verletzungsprophylaxe unbedingt zu vermeiden ist.

Bauchpressen mit Ball

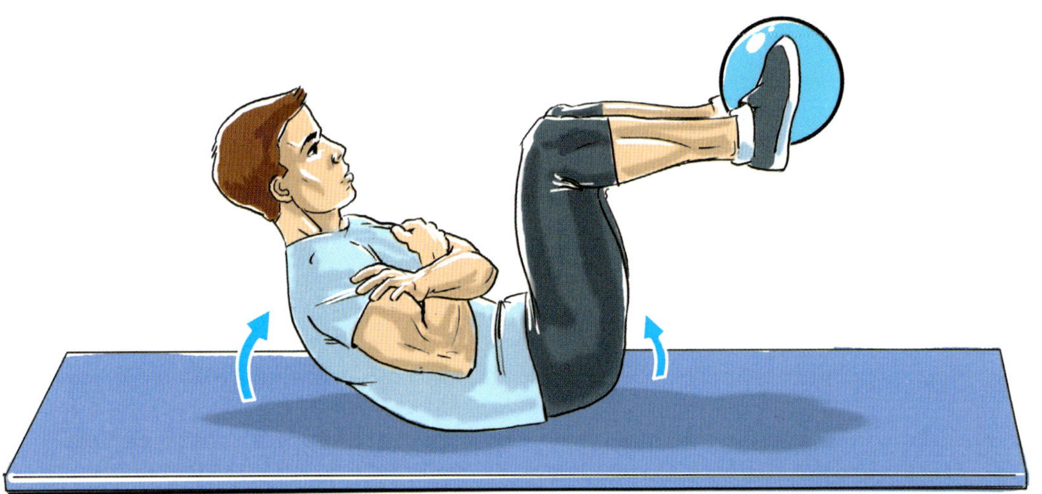

Bauchpressen mit zwei Bällen

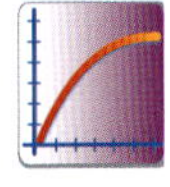

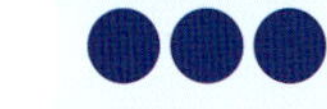

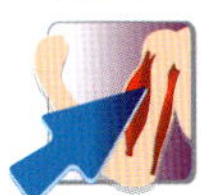

Gerade Bauchmuskulatur

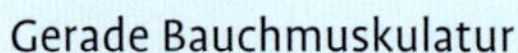

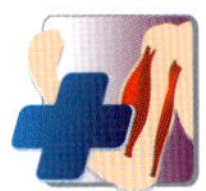

Rumpfmuskulatur,
Adduktoren,
Zwischenrippenmuskulatur,
Schultermuskulatur

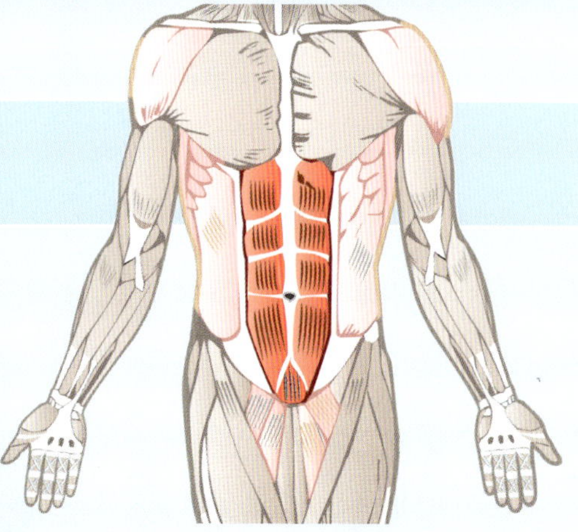

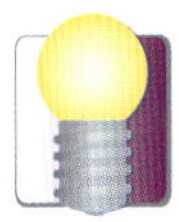

Legen Sie sich flach auf den Rücken und klemmen Sie einen Ball zwischen Ihren Füßen ein, sodass er nicht mehr herunterfällt. Anschließend heben Sie die Beine an, sodass die Oberschenkel im 90°-Winkel zum Boden stehen und die Unterschenkel parallel zum Boden sind. In den Händen halten Sie einen weiteren Ball. Diesen halten Sie leicht hinter dem Kopf, wie bei einem Einwurf beim Fußball. Beginnen Sie die Bewegung, indem Sie den Kopf und die Schultern vom Boden abheben. Der untere Rücken liegt jederzeit auf. Führen Sie nun den Ball aus der Hinterkopfposition nach vorn während Sie das Becken leicht anheben und die Füße nach oben bewegen, sodass die beiden Bälle sich fast berühren. In dieser Position halten Sie die Bewegung kurz und gehen dann langsam wieder in die Ausgangsposition zurück.

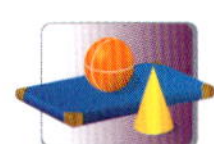

Matte, zwei Bälle

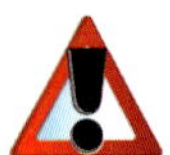

Sie können den Schwierigkeitsgrad der Übung leicht variieren, indem Sie unterschiedlich schwere Bälle verwenden. Die übliche Bandbreite reicht dabei vom leichten Softball bis zum sehr schweren Medizinball.

Bauchpressen mit zwei Bällen

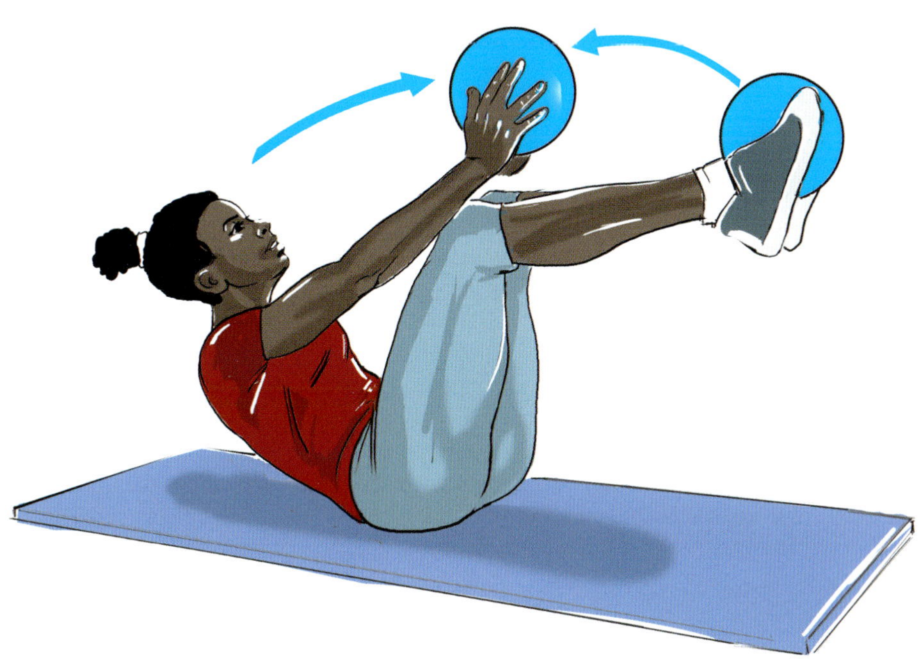

Einarmiger seitlicher Unterarmstütz

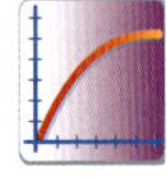

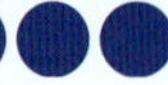

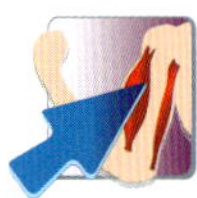

Gerade und seitliche Bauchmuskulatur, Brust-, Rücken-, Rumpf- und Gesäßmuskulatur

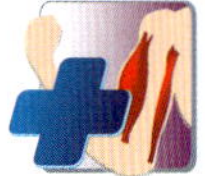

Ganzkörperstabilisierung

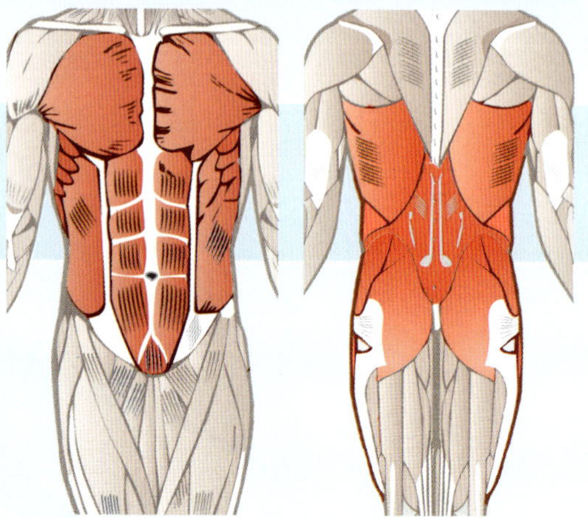

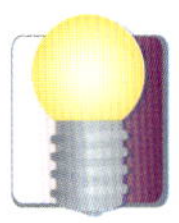

Legen Sie sich auf die Seite und setzen Sie den um 90° von der Körperachse abgesetzten Unterarm auf dem Boden auf. Der andere Arm ist an die nach oben gerichtete Körperseite angelehnt. Lediglich der Unterarm und der Fuß der gleichen Körperseite haben Kontakt mit dem Boden. Es ist darauf zu achten, dass die Hüfte nicht nach unten durchhängt. Bei dieser Stabilisierungsübung geht es vorrangig darum, die Position halten zu können. Bewegungen wie ein mehrmaliges Hochdrücken und wieder zum Boden absenken sind nicht erforderlich, weil bereits beim Halten die Zielmuskulatur permanent angespannt ist. Wenn Sie den seitlichen Unterarmstütz bereits gut beherrschen, können Sie die Übung noch intensivieren, indem Sie das obere Bein leicht abspreizen bis sich der Fuß etwa auf der Höhe der Hüfte befindet.

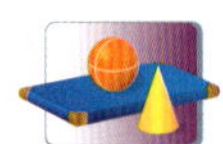

Matte

Für eine ausgewogene Muskelbeanspruchung ist es wichtig, dass die Übung für beide Körperseiten absolviert wird.

Einarmiger seitlicher Unterarmstütz

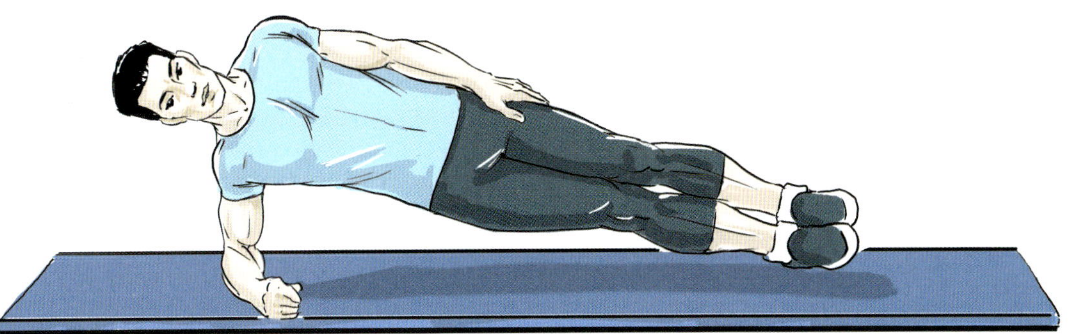

Beinheben an den Ringen

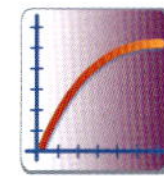

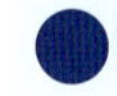

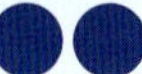

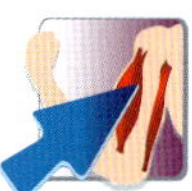

Bauchmuskeln,
Hüftbeuger

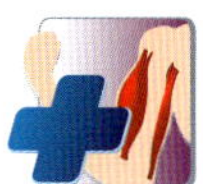

Beinstrecker,
Rückenmuskulatur,
Trapez- und Zwischenrippenmuskeln

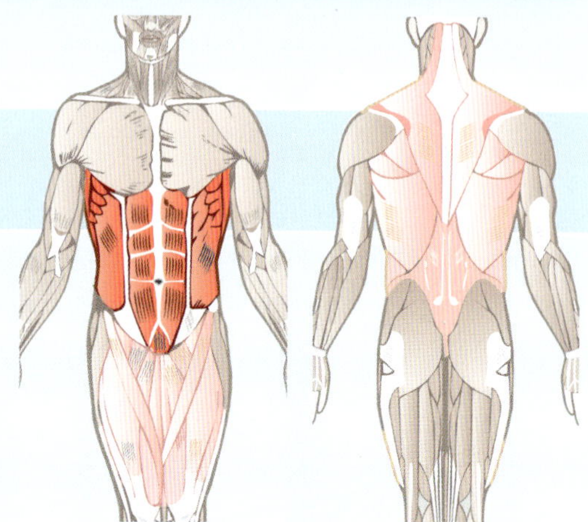

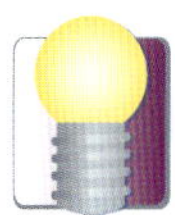

Stellen Sie die Ringe so ein, dass Sie sich bei ausgestreckten Armen daran hängen können, ohne den Boden zu berühren. Steigen Sie hierzu auf einen Kasten und fassen Sie die Ringe. Halten Sie sich gut fest und begeben Sie sich in die Ausgangsposition, bei der Sie mit vollständiger Körperspannung und durchgestreckten Armen direkt unter den Ringen hängen. Verwenden Sie hierzu einen neutralen Griff (Handinnenflächen zeigen zueinander). Heben Sie die Knie an und bewegen Sie die Hüfte nach oben und nach vorn. Heben Sie die Hüfte so weit an wie möglich und halten Sie die oberste Position für ein bis zwei Sekunden bevor Sie sich langsam wieder absenken.

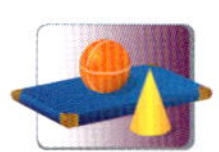

Ringe, Kasten, Matte

Achten Sie bei dieser Übung darauf, dass Sie nicht nur die Knie anheben, sondern auch die Hüfte.

Beinheben an den Ringen

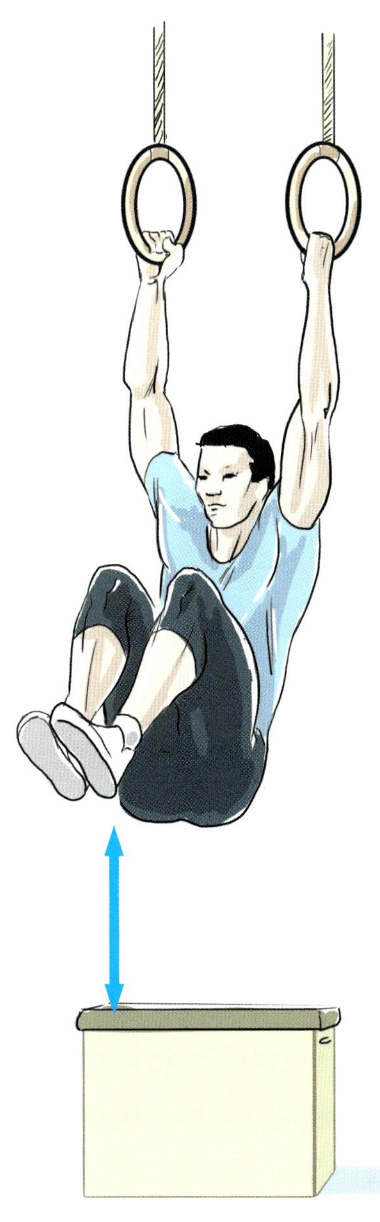

Übungen für den unteren Rücken

Rückenstrecker

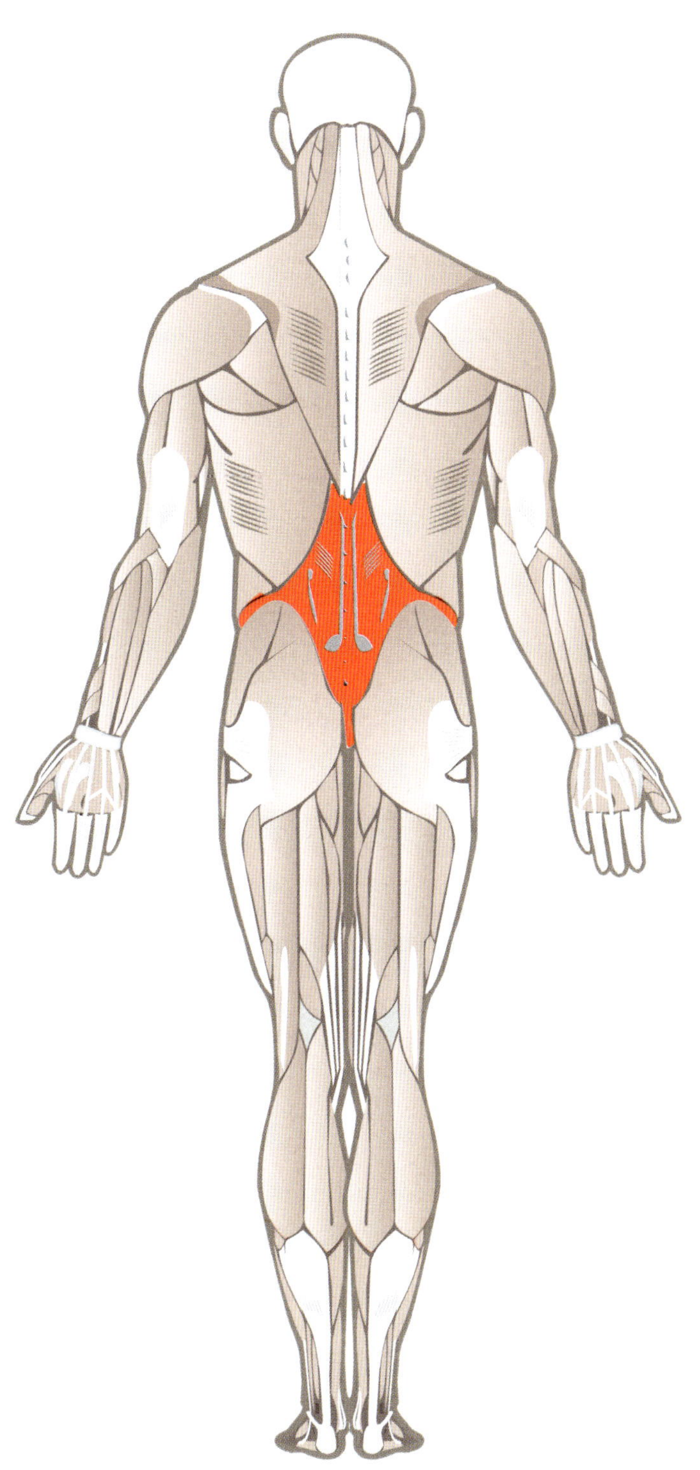

Alternierende Waage

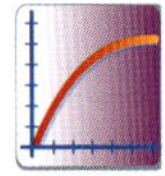

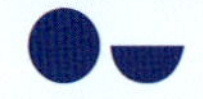

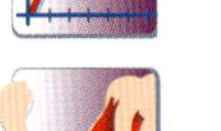

Rückenstrecker

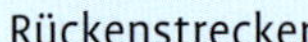

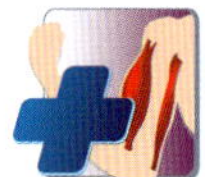

Bauchmuskulatur,
Rumpf- und Gesäßmuskulatur,
Ganzkörperstabilisierung

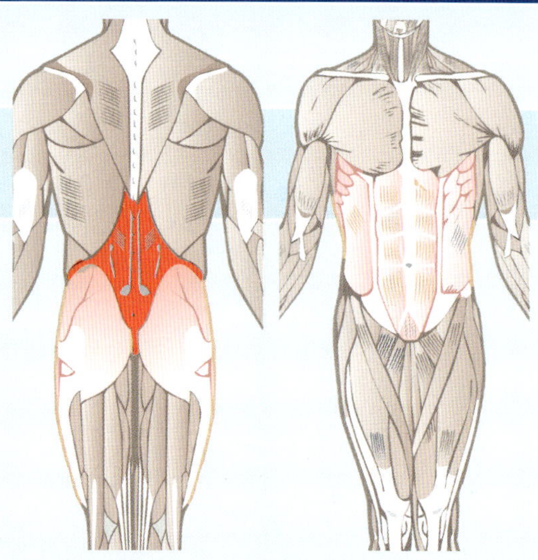

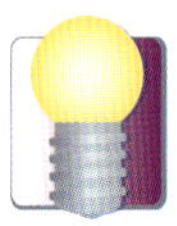

Begeben Sie sich in die sog. Bankstellung, sodass beide Unterschenkelvorderseiten und beide Hände auf dem Untergrund aufliegen. Heben Sie dann das linke Bein langsam nach hinten und strecken es durch bei gleichzeitigem Ausstrecken des rechten Armes. Halten Sie diese Position für mehrere Sekunden und führen Sie anschließend die Bewegung wieder zurück. Anschließend wiederholen Sie die Bewegung mit dem anderen Arm und dem anderen Bein. Achten Sie auf die Ganzkörperspannung und vermeiden Sie ein Abkippen des Beckens nach unten. Dies erreichen Sie am besten, indem Sie die Gesäßmuskulatur bewusst anspannen. Arme und Beine sollten nicht über Rumpfhöhe angehoben werden, weil Sie sich dabei überstrecken könnten und zu viel Druck auf den unteren Rücken ausüben könnten. Schauen Sie bei der Übung nach vorn und nicht nach oben oder zur Seite. Auf diese Weise stellen Sie sicher, dass auch die Halswirbelsäule nicht überstreckt wird.

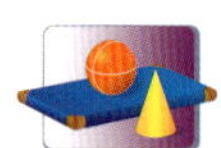

Matte

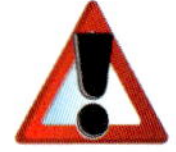

Die Halswirbelsäule darf nicht überstreckt werden, was man sehr leicht verhindert, indem man auf den Boden oder leicht nach vorn blickt. Nach oben sollte man deshalb bei dieser Übung nicht schauen. Es kann hilfreich sein, wenn ein Trainer oder Trainingspartner darauf achtet, dass der Hals nicht höher als bis in die Horizontale angehoben wird. Auch Arme und Beine sollten jeweils nicht zu weit über die Horizontale hinweg angehoben werden. Das gilt insbesondere während der ersten Trainingswochen.

Alternierende Waage

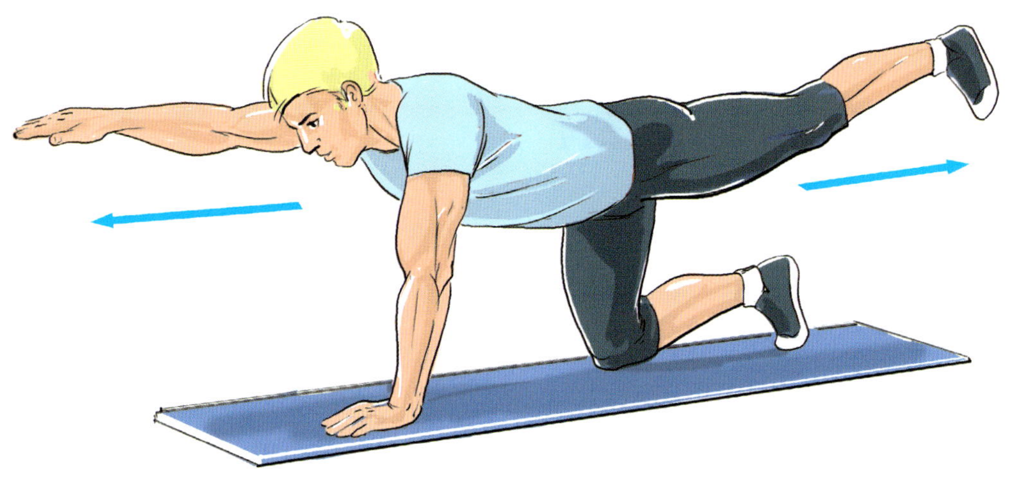

Push-Übungen

Brust, vordere und seitliche Schulter, Armstrecker

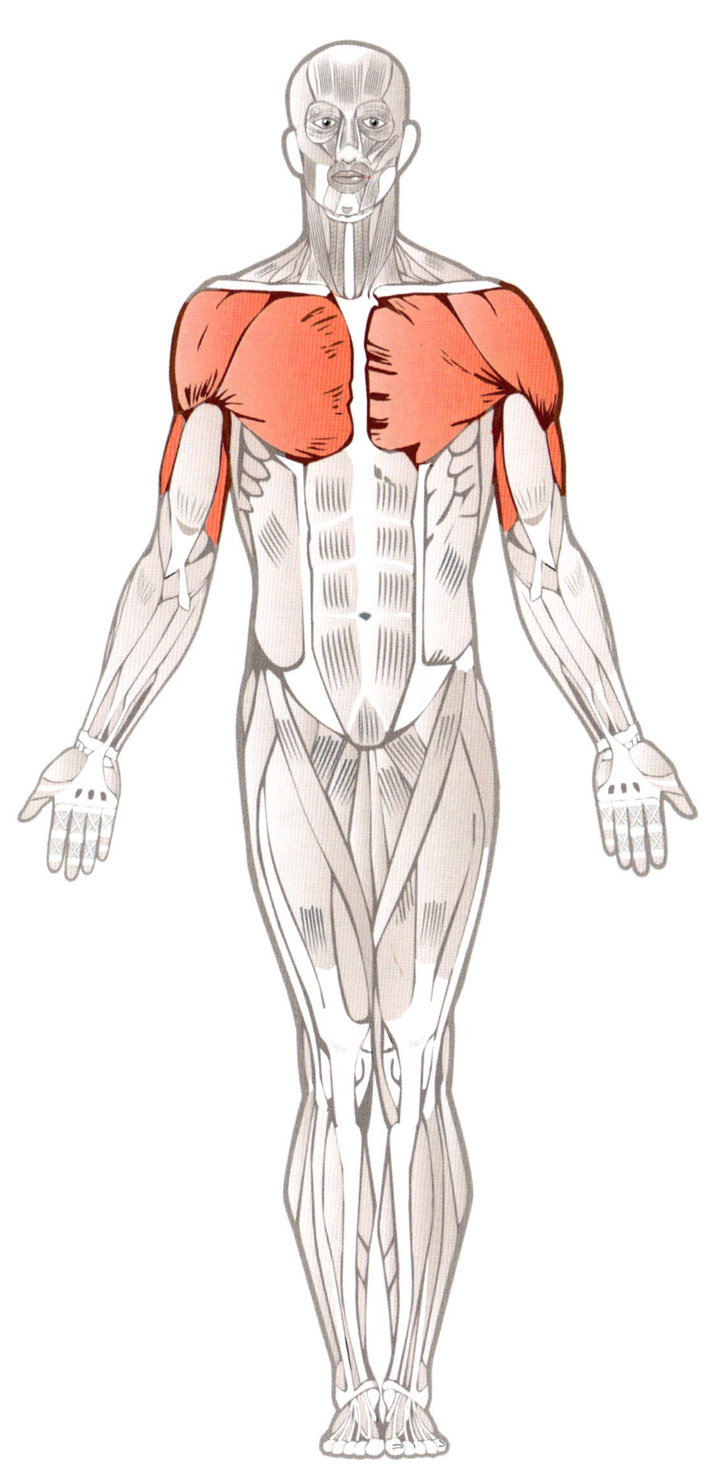

Liegestütz isometrisch

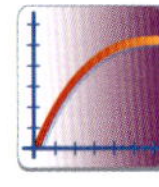

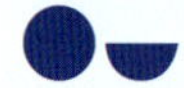

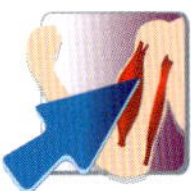

Brustmuskulatur,
Schultermuskulatur,
Armstrecker

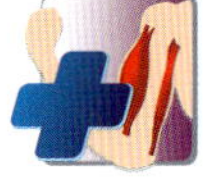

Rücken-, Bauchmuskeln,
Ganzkörperstabilisierung

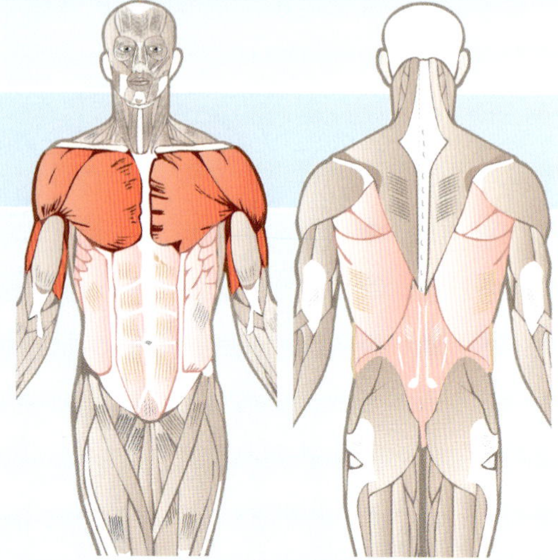

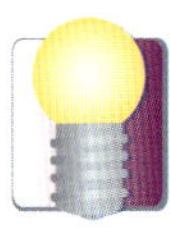

Begeben Sie sich in die klassische Liegestützposition. Anschließend senken Sie den Oberkörper wenige Zentimeter ab, sodass die Arme nicht mehr vollständig gestreckt sind und Ihre Muskulatur unter Spannung steht. Halten Sie diese Position so lange wie möglich. Im Idealfall erreichen Sie die momentane Muskelerschöpfung erst nach 90 bis 120 Sekunden. Wenn Sie diese Position länger als 120 Sekunden halten können, suchen Sie sich beim nächsten Training eine schwierigere Position, z. B. indem Sie sich etwas weiter herunterlassen.

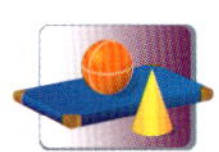

evtl. Matte

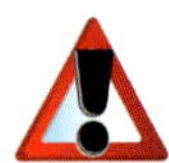

Achten Sie darauf, dass die Hüfte nicht zu weit nach unten „durchhängt", indem Sie während der gesamten Ausführungszeit bewusst Ganzkörperspannung halten.

Liegestütz isometrisch

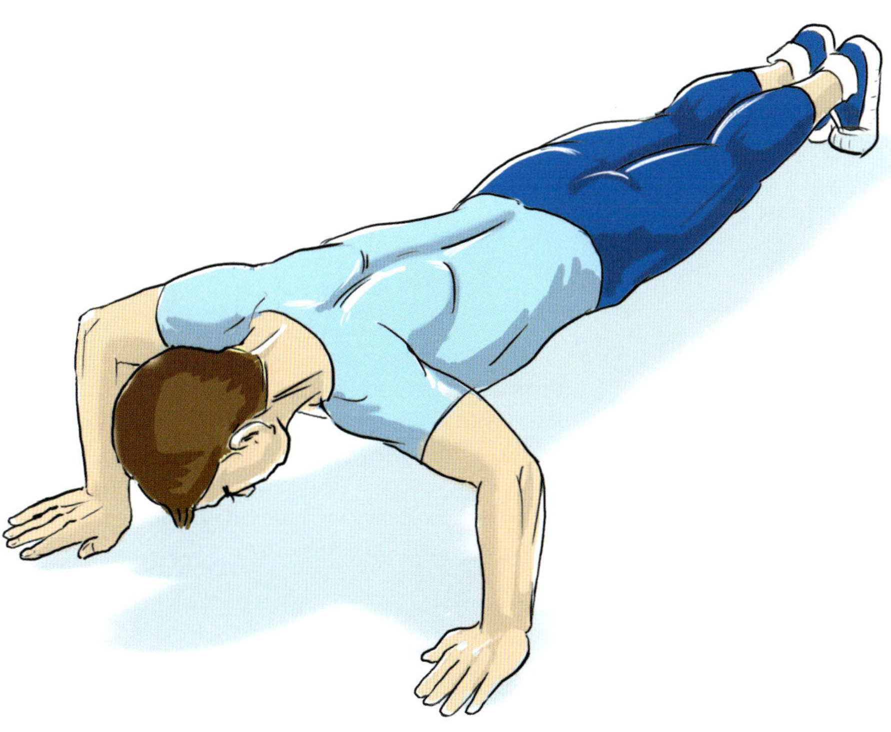

Trizepsdrücken an zwei Kästen

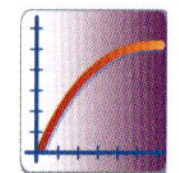
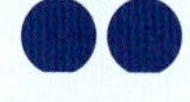

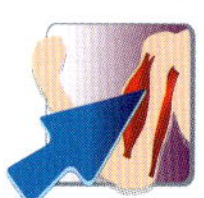
Armstrecker

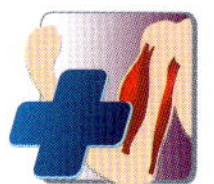
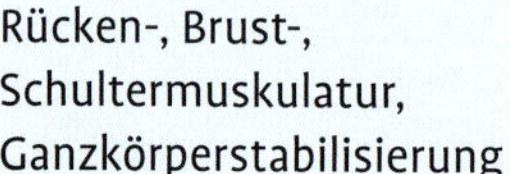
Rücken-, Brust-,
Schultermuskulatur,
Ganzkörperstabilisierung

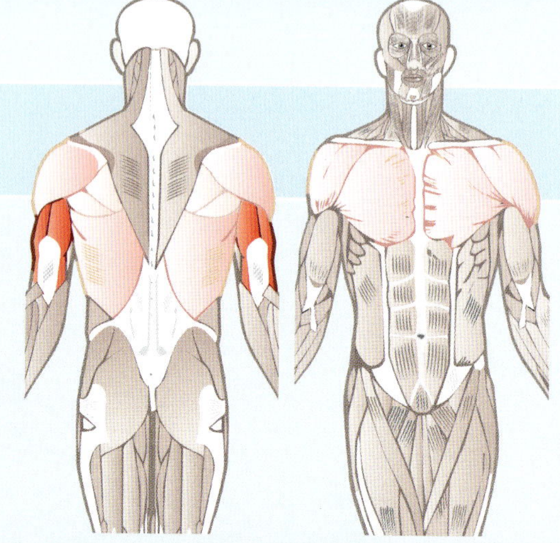

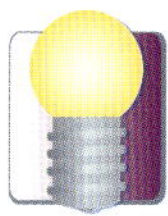
Setzen Sie die Hände hinter dem Rücken mit etwas mehr als schulterweitem Abstand auf zwei dort positionierten Kästen auf. Die Füße stehen so weit von den Kästen entfernt, dass das Gesäß bei gestreckten Beinen abgesenkt werden kann. Anschließend drückt man sich wieder in die Ausgangsposition hoch. Die Kästen müssen stabil genug stehen, sodass sie beim Ausführen der Übung nicht wackeln. Außerdem müssen sie hoch genug sein, um eine annähernd komplette Beugung und Streckung der Ellenbogen zu ermöglichen.

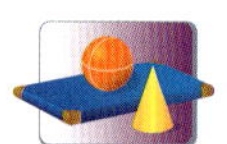
Zwei stabile Kästen

Je weiter die Fersen vom Kasten entfernt sind, desto schwerer wird die Übungsausführung.

Trizepsdrücken an zwei Kästen

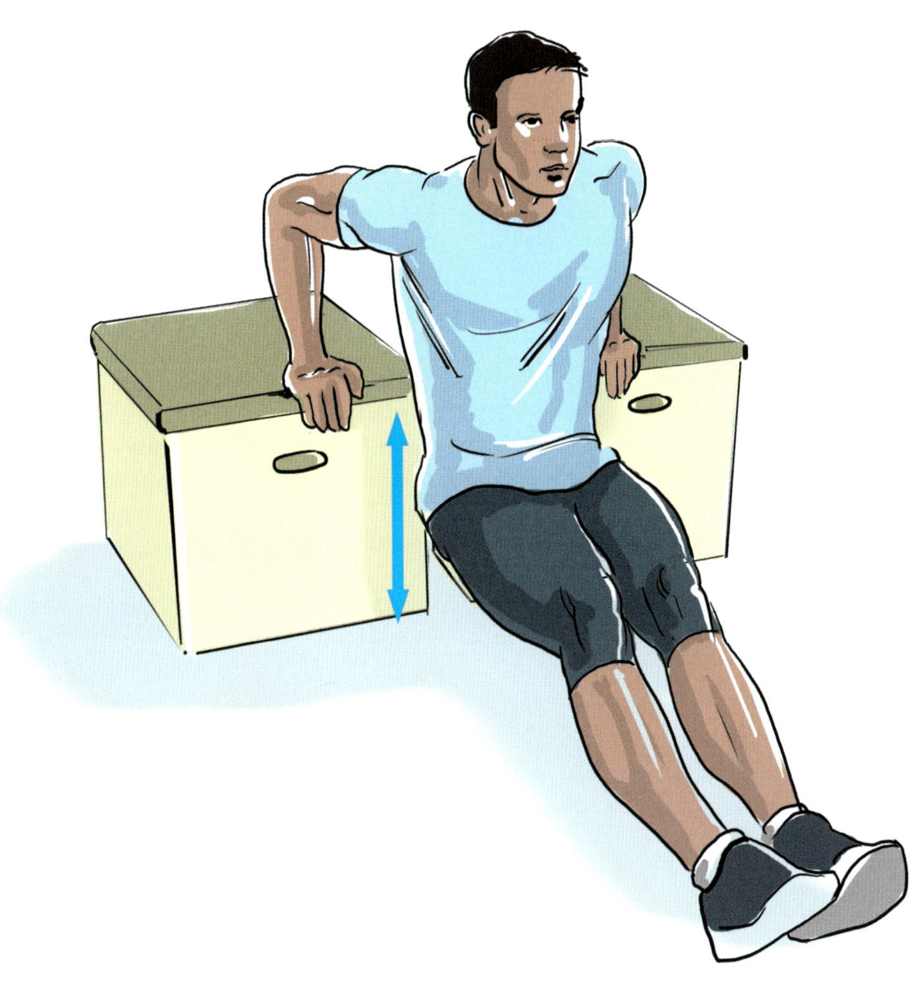

Liegestützen zwischen zwei Kästen

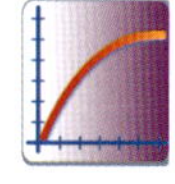
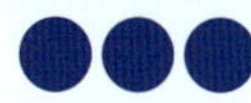

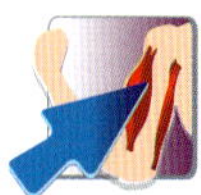
Brustmuskulatur,
Schultermuskulatur,
Armstrecker

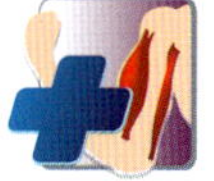
Rücken- und Zwischenrippenmuskulatur,
Ganzkörperstabilisierung

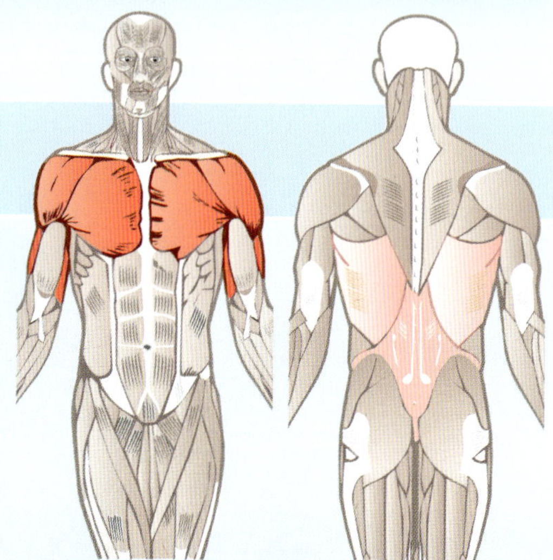

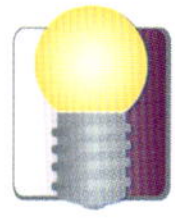
Bei dieser Variante des Liegestützes sind die Füße auf dem Boden, die Hände hingegen werden auf zwei Kästen aufgesetzt. Dadurch können Sie sich mit dem Oberkörper zwischen den Stühlen herunterlassen, bis sich Ihre Brust etwa auf einer Höhe mit den Sitzflächen der Stühle befindet. Diese Position halten Sie kurz und drücken sich dann wieder ganz nach oben. An beiden Umkehrpunkten der Bewegung wird die Position kurz gehalten.

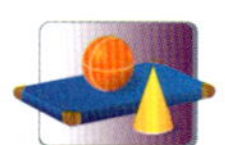
Zwei Kästen

Achten Sie auf einen geraden Rücken und lassen Sie das Gesäß nicht durchhängen.

Liegestützen zwischen zwei Kästen

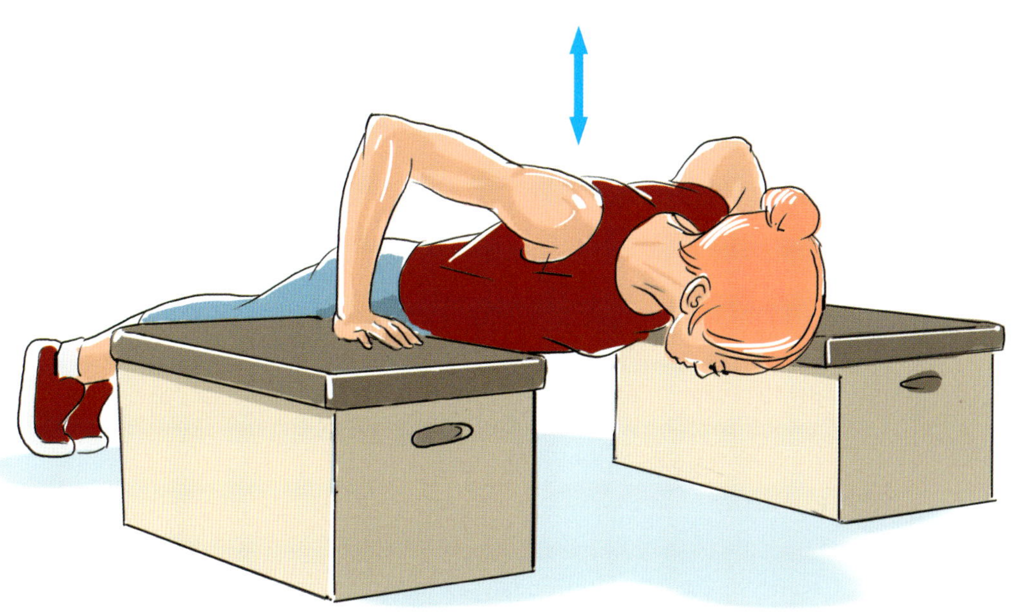

Trizepsdrücken zwischen drei Kästen

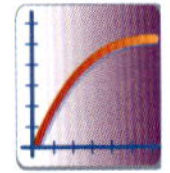

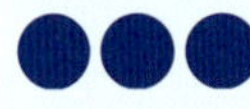

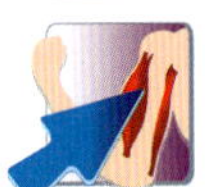

Armstrecker

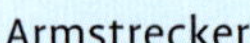

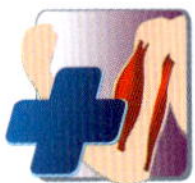

Rücken-, Brust-, Schultermuskulatur, Ganzkörperstabilisierung

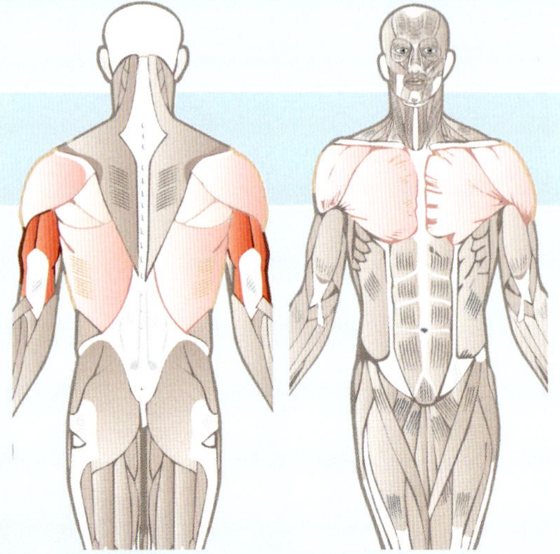

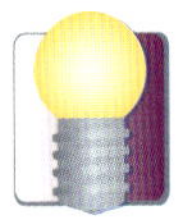

Nehmen Sie die gleiche Ausgangshaltung ein wie beim Trizepsdrücken an zwei Kästen. Die Fersen liegen auf einem weiteren Kasten auf. Durch die Erhöhung der Füße wird der Bewegungsumfang vergrößert und die Übung entsprechend anspruchsvoller. Ansonsten ist die Übungsausführung die gleiche wie bei der Variante ohne Erhöhung der Füße.

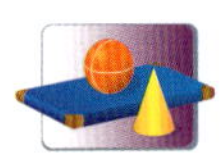

drei Kästen

Halten Sie während der gesamten Bewegung den Rücken gerade und den Oberkörper aufrecht.

Trizepsdrücken zwischen drei Kästen

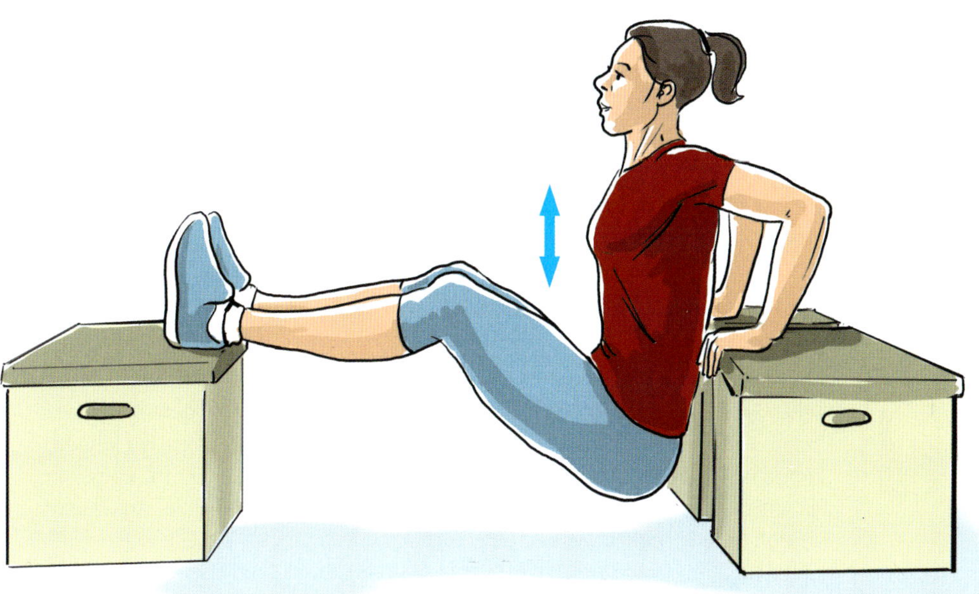

Liegestützen mit Füßen in den Ringen

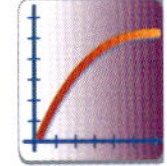

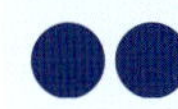

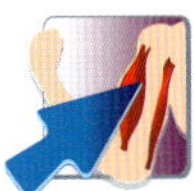

Brustmuskeln,
Schultermuskeln,
Armstrecker

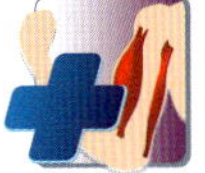

Bauchmuskulatur,
Rückenstrecker,
Ganzkörperspannung

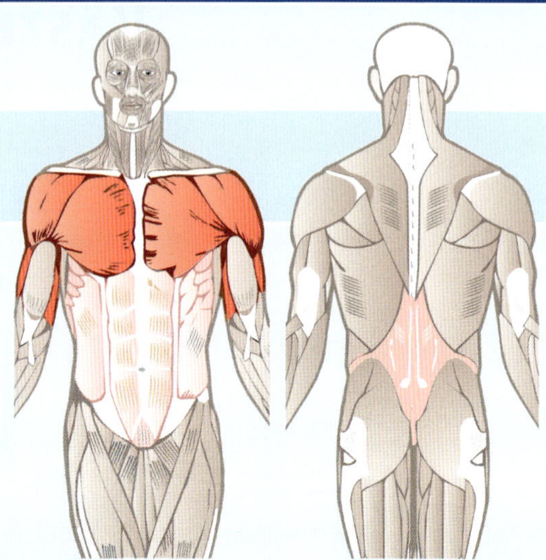

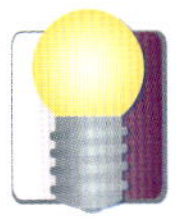

Stellen Sie die Ringe so ein, dass sie sich etwa eine Armlänge über dem Boden befinden. Begeben Sie sich in die Liegestützposition mit den Füßen in den Ringen. Dadurch dass die Ringe eine Armlänge über dem Boden sind, bildet Ihr Körper in der Ausgangsposition mit ausgestreckten Armen eine gerade Linie. Aus dieser Position heraus senken Sie den Oberkörper langsam ab, bis die Ellenbogen ungefähr einen 90-Grad-Winkel bilden und die obere Brust den Boden fast berührt. Halten Sie diese Position einen Moment und drücken Sie sich anschließend wieder hoch. Auch die obere Position halten Sie einen Moment lang bevor Sie sich erneut absenken. Achten Sie während des gesamten Bewegungsablaufs auf die Ganzkörperspannung.

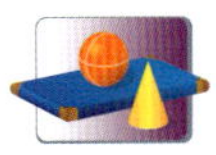

Ringe, Matte

Achten Sie darauf, dass das Becken und damit der untere Rücken nicht „durchhängt“. Halten Sie die ganze Zeit über die Spannung in der Körpermitte aufrecht.

Liegestützen mit Füssen in den Ringen

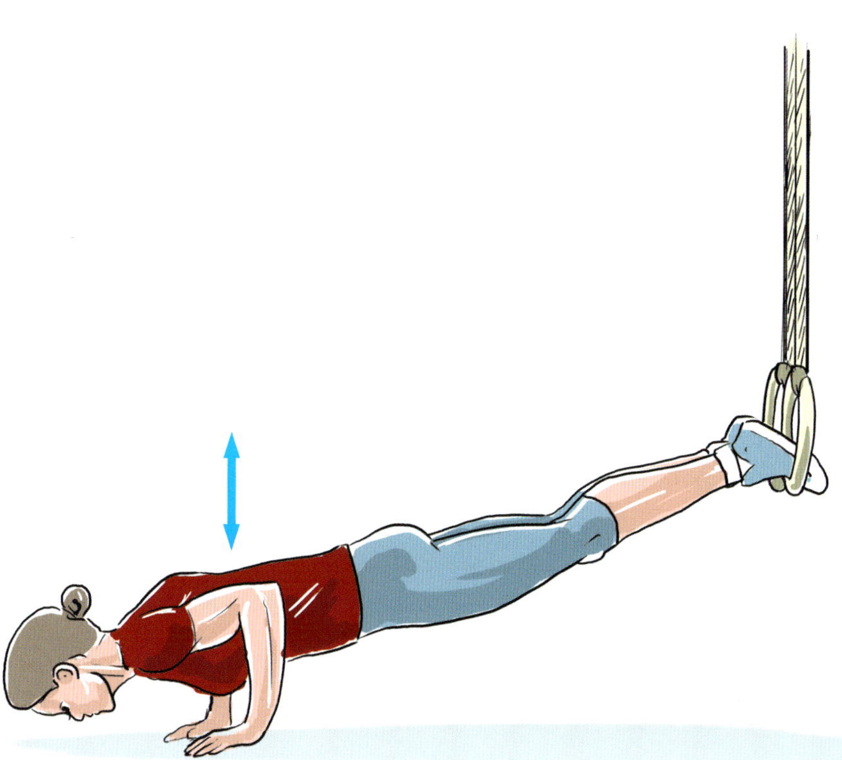

Unterarmstütz mit Füßen in den Ringen

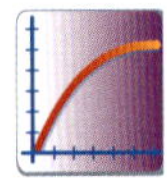

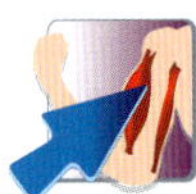

Brustmuskeln,
Schultermuskeln,
Armstrecker

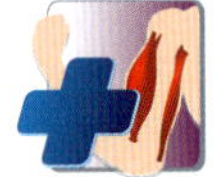

Bauchmuskulatur,
Rückenstrecker,
Ganzkörperspannung

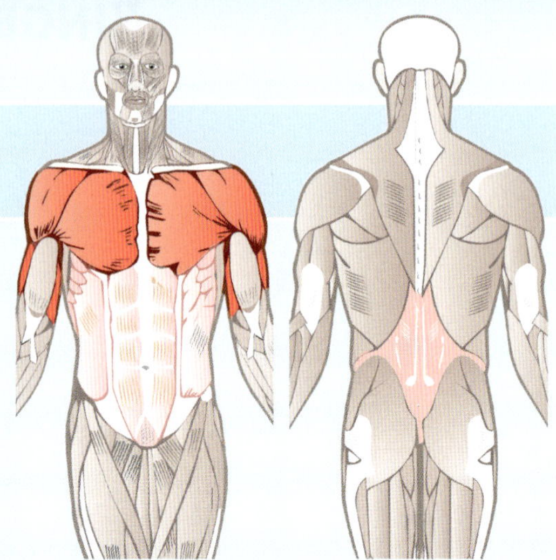

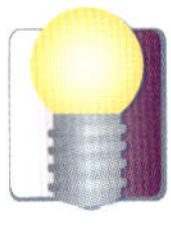

Stellen Sie die Ringe so ein, dass sie sich etwa eine halbe Armlänge über dem Boden befinden. Begeben Sie sich zunächst in die Liegestützposition mit den Füßen in den Ringen und achten Sie auf größtmögliche Ganzkörperspannung. Anschließend legen Sie die Unterarme auf dem Boden auf und halten diese Position so lange wie möglich.

Ringe, Matte

Stellen Sie sicher, dass der untere Rücken nicht „durchhängt", sondern die Wirbelsäule während der gesamten Übung gerade gehalten wird.

Unterarmstütz mit Füssen in den Ringen

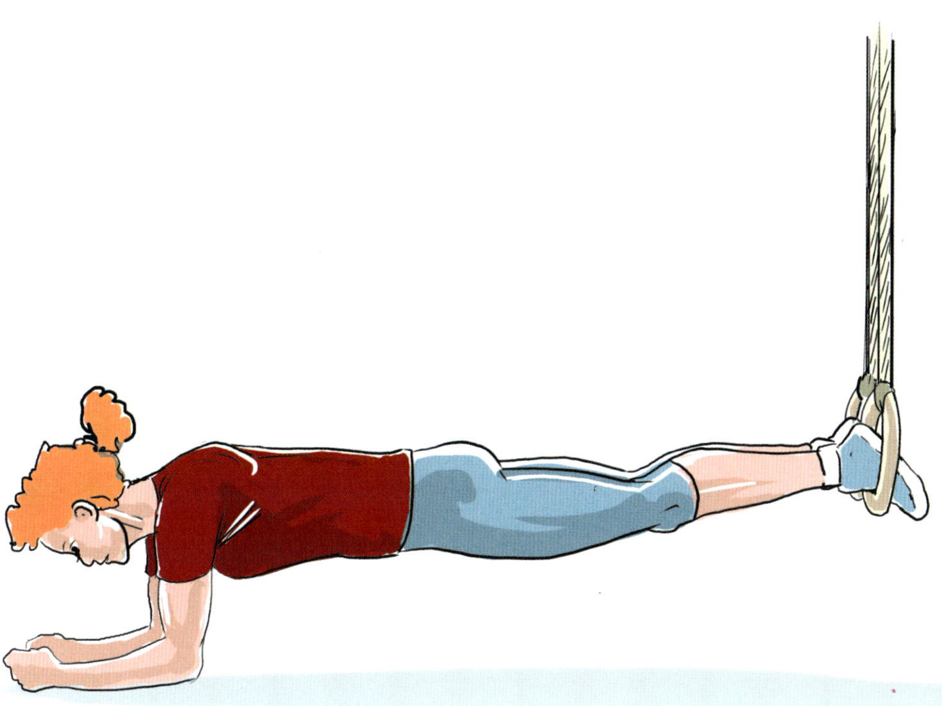

Liegestützen zwischen drei Kästen

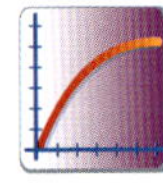

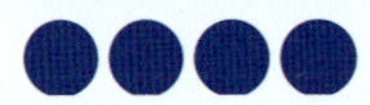

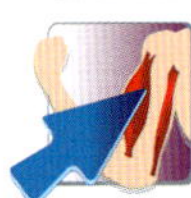

Brustmuskulatur,
Schultermuskulatur,
Armstrecker

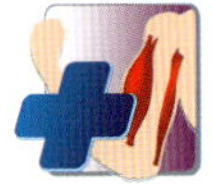

Rücken-, Bauch- und Zwischenrippenmuskulatur,
Ganzkörperstabilisierung

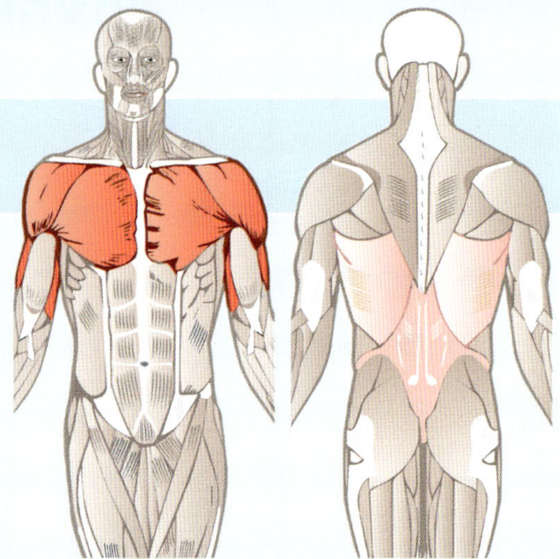

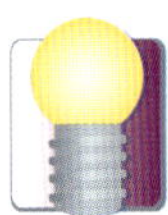

Dies ist die schwerste Variante des Liegestützes. Ihre Hände werden auf zwei Kästen aufgesetzt und auch die Füße stehen nicht auf dem Boden, sondern werden auf einem dritten, unter den Füßen positionierten, Kasten aufgesetzt. Die Übung erfordert viel Kraft, weil zum einen der Bewegungsumfang recht groß ist und zum anderen eine hohe Ganzkörperspannung aufrechterhalten werden muss, was gleichzeitig die Bauch- und Rumpfmuskulatur trainiert.

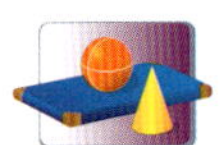

drei Kästen

Halten Sie den Rücken gerade und spannen Sie die Bauchmuskulatur während der Bewegung bewusst an.

Liegestützen zwischen drei Kästen

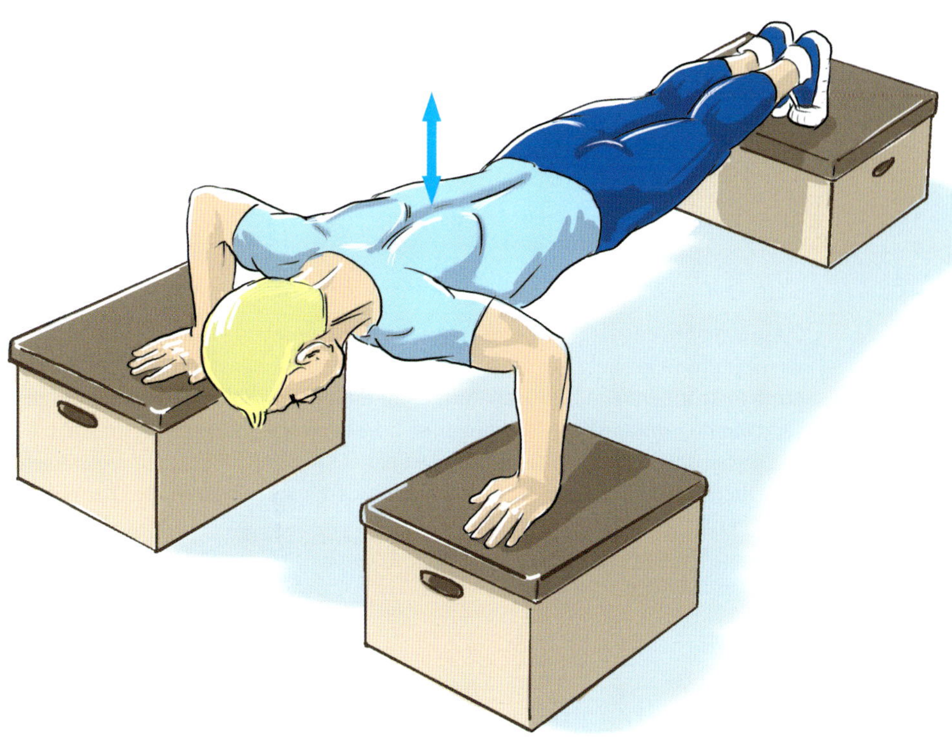

Liegestützen mit eng anliegenden Armen

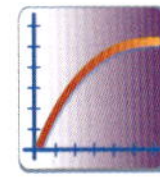

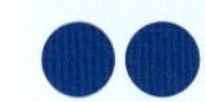

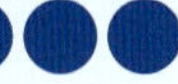

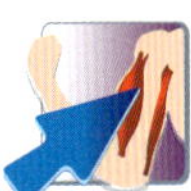

Armstrecker,
Brustmuskulatur,
Schultermuskulatur

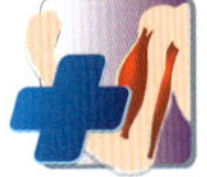

Rücken- und Zwischenrippenmuskulatur,
Ganzkörperstabilisierung

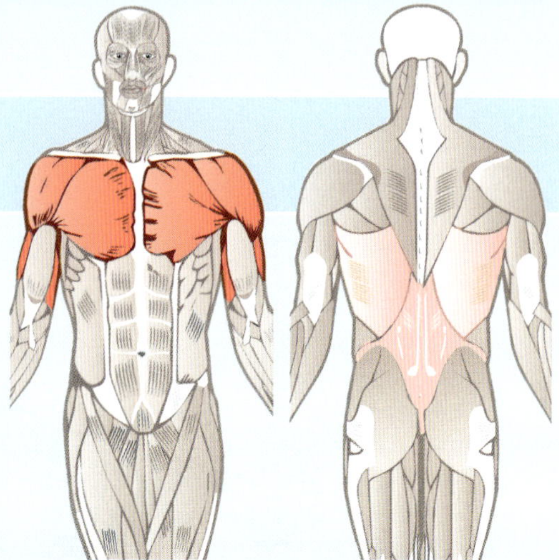

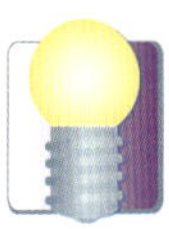

Diese Variante des Liegestütz verlagert die Beanspruchung stärker auf die Armstrecker. Im Gegensatz zur klassischen Variante der Liegestütze, bei denen die Arme in schulterweitem Abstand ungefähr auf einer Linie mit dem Kopf aufgesetzt werden, wodurch die Ellenbogen sich weiter weg vom Körper befinden, halten Sie bei dieser Variante die Ellenbogen näher am Körper. Auch beim Absenken des Oberkörpers und dem anschließenden Hochdrücken sollten die Ellenbogen in etwa parallel zum Körper gehalten werden.

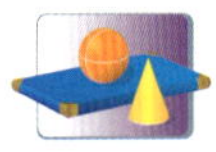

Matte

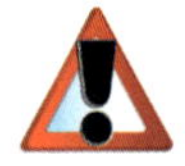

Liegestützen mit eng anliegenden Armen

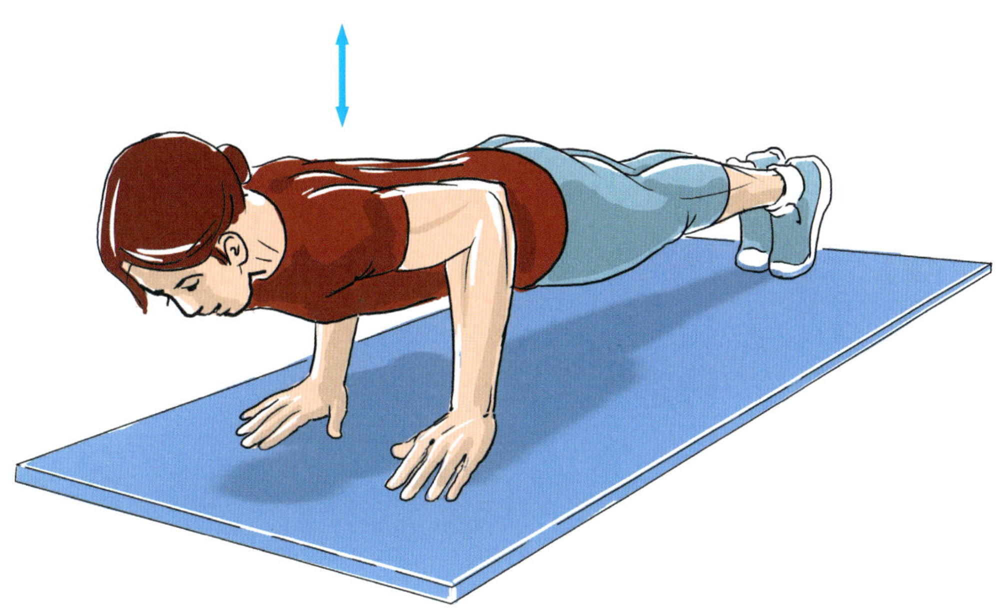

Pull-Übungen

Rücken, hintere Schulter, Armbeuger

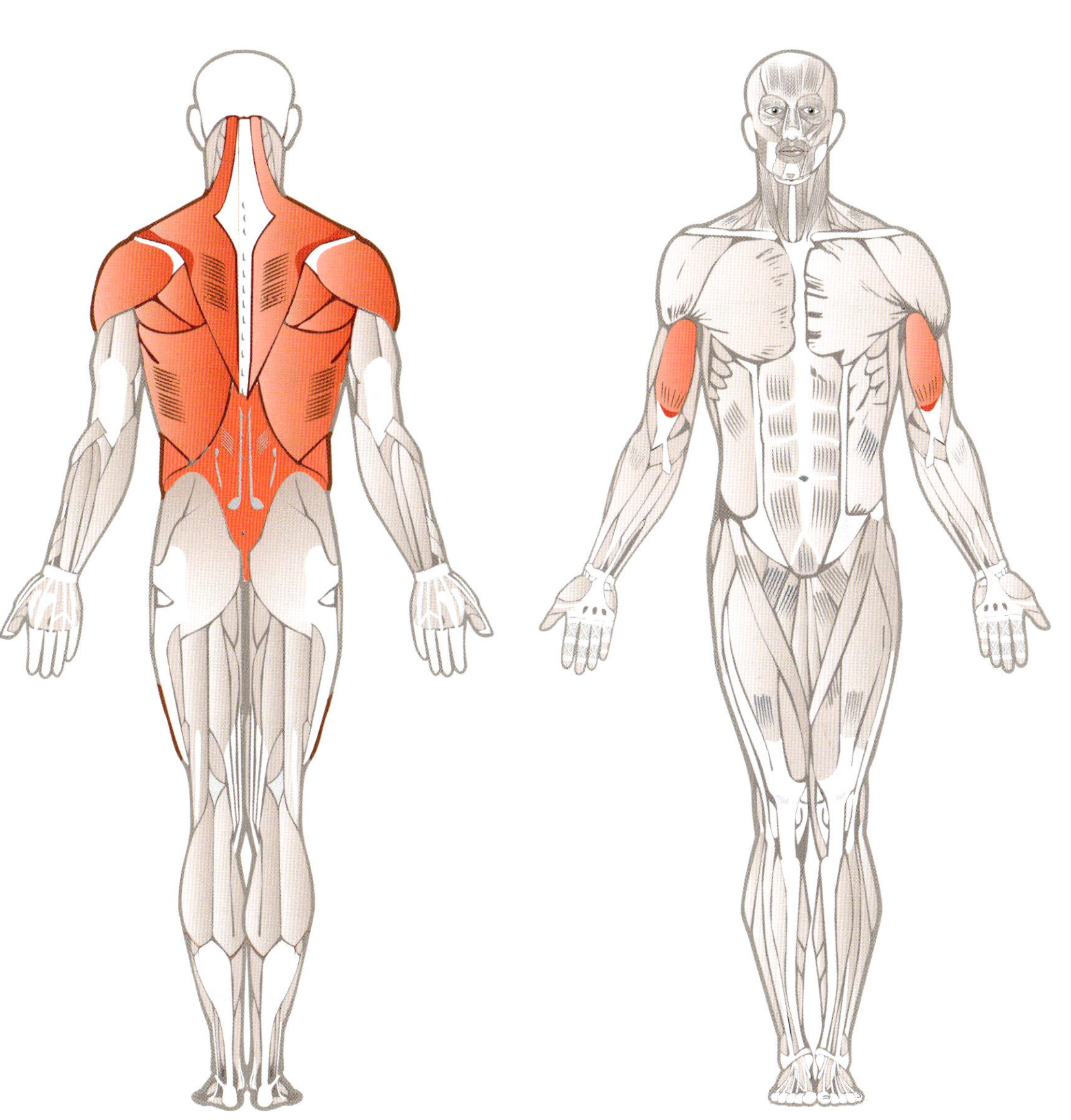

Rudern an den Ringen im Stehen

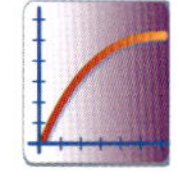

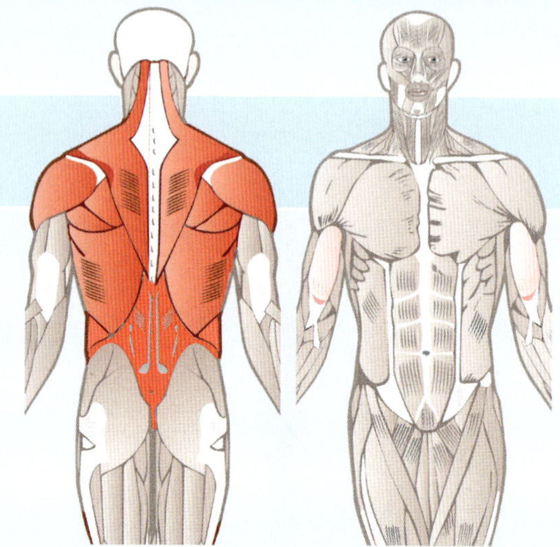

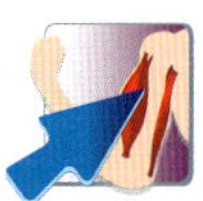

Rückenmuskeln,
Trapezmuskeln,
Schultermuskeln

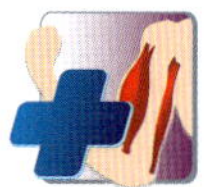

Armbeuger

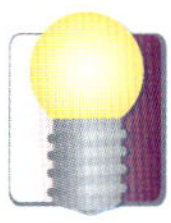

In der Ausgangsposition befinden sich die Ringe auf Brusthöhe, die Ellenbogen sind angewinkelt und die Arme nach hinten gezogen. Sie stehen mit etwa schulterbreitem Fußabstand mit den Füßen fest auf dem Boden. Der Oberkörper ist leicht zurückgeneigt. Die Muskeln der Körpermitte bleiben die ganze Zeit über angespannt, um für die nötige Ganzkörperspannung zu sorgen. Beginnen Sie die Bewegung, indem Sie die Arme langsam strecken und sich mit dem Oberkörper weiter zurücklehnen. Verharren Sie in der hinteren Position für ein bis zwei Sekunden und ziehen Sie sich dann langsam wieder nach vorn, indem Sie die Arme beugen und nach hinten ziehen.

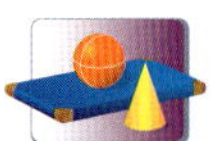

Ringe

Achten Sie während der gesamten Übungsausführung auf einen festen Stand. Rutschfeste Sohlen sind hierfür von Vorteil.

Rudern an den Ringen im Stehen

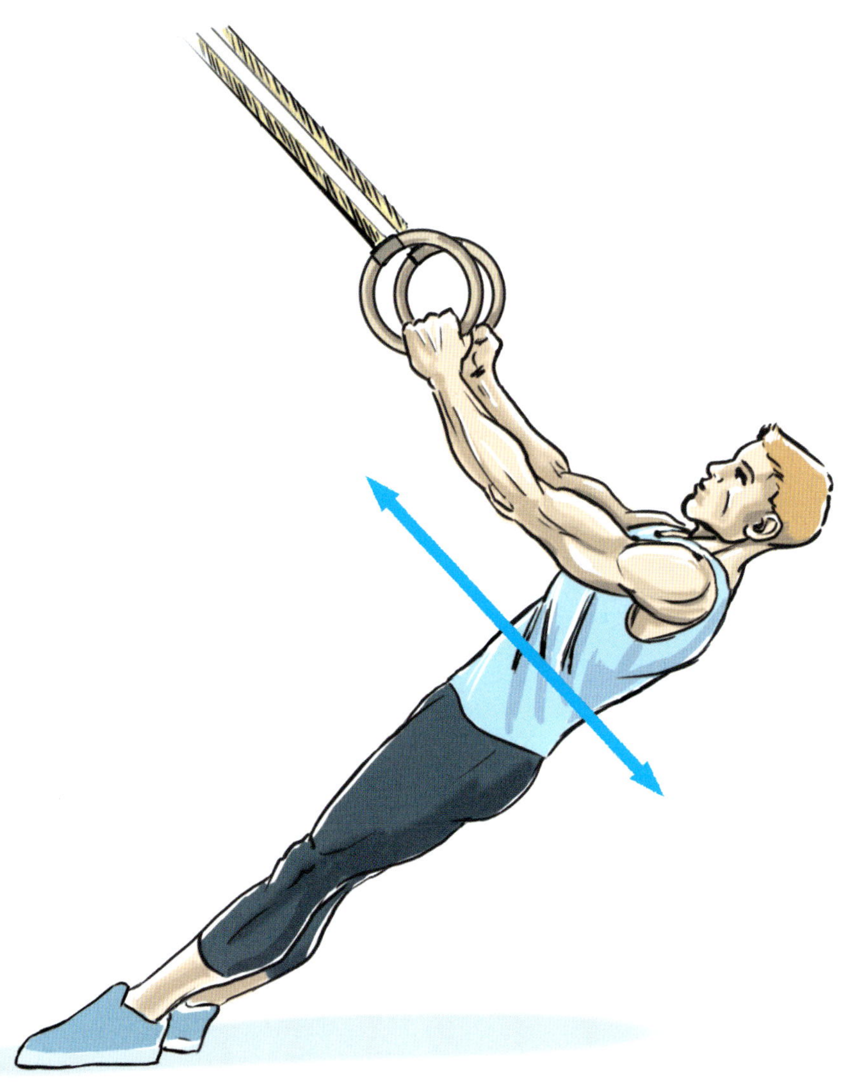

Isometrischer Klimmzug im Untergriff

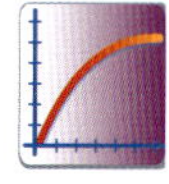

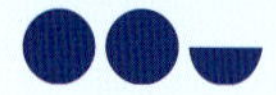

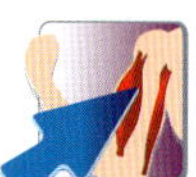

Armbeuger

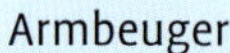

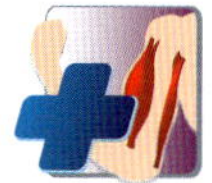

Rücken (Latissimus),
Kapuzenmuskel,
Ganzkörperstabilisierung

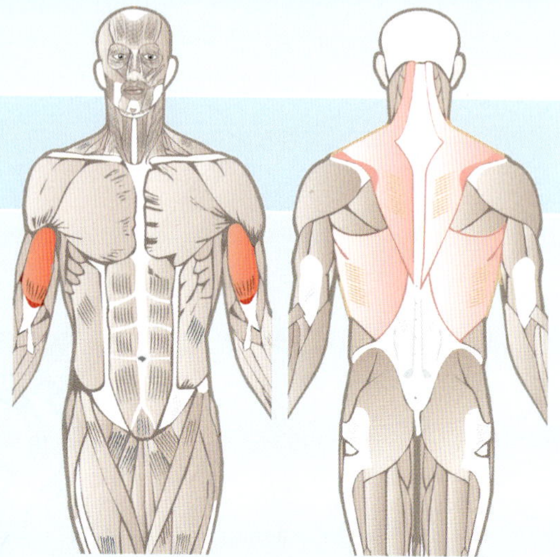

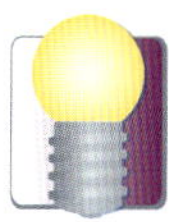

Der Klimmzug ist eine sehr schwierige Übung, bei der in der Regel nur sehr weit Fortgeschrittene eine durchgehende Anspannungszeit von 90 bis 120 Sekunden erreichen können. Eine geeignete Variante, um auf diese Anspannungszeit zu kommen, ist eine entsprechend lange isometrische Kontraktion. Dabei begeben Sie sich in die Endposition, in der man sich an der höchsten Stelle der Bewegung befindet und hält sich dann, solange wie möglich in dieser Position. Wenn die Kraft nicht mehr ausreicht, um sich oben zu halten, lässt man sich so langsam wie möglich herab.

Klimmzugstange

Isometrischer Klimmzug im Untergriff

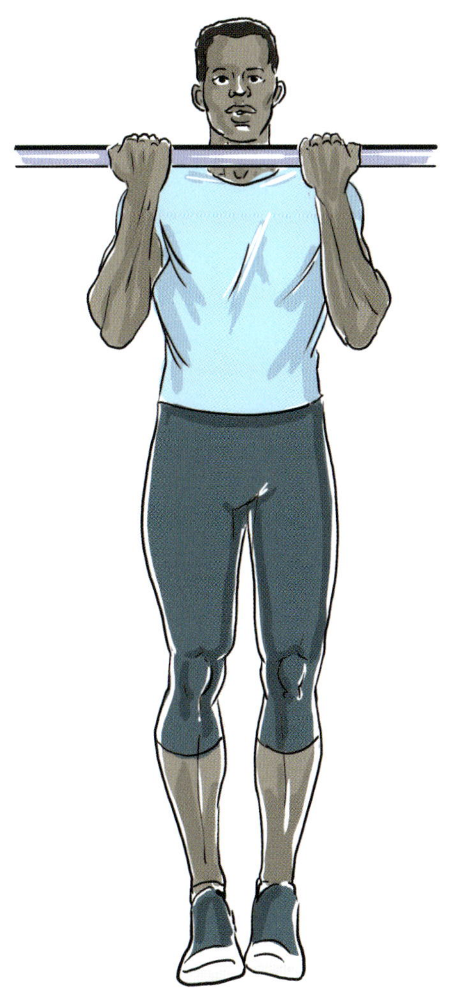

Isometrischer Klimmzug im Obergriff

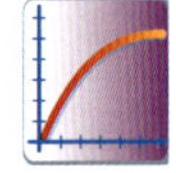

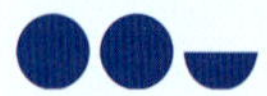

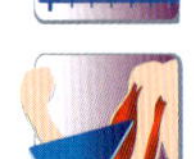

Armbeuger

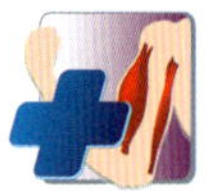

Rücken (Latissimus),
Kapuzenmuskel,
Ganzkörperstabilisierung

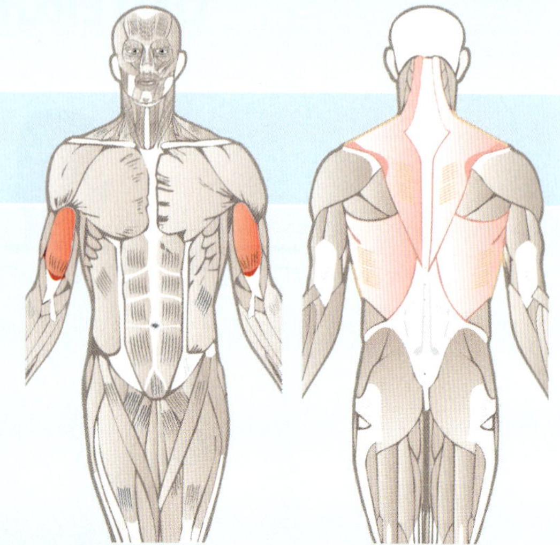

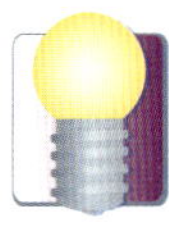

Auch bei dieser isometrischen Variante des Klimmzugs beginnt die Übung in der obersten Position, nur dass Sie diesmal einen Obergriff wählen und die Reckstange in einem etwas mehr als schulterweiten Abstand umfassen. Halten Sie sich so lange wie möglich in dieser Position. Wenn dies nicht mehr möglich ist, senken Sie sich möglichst langsam ab. Wiederholen Sie diese Abfolge so lange, bis Sie auf eine Anspannungszeit von insgesamt 90 bis 120 Sekunden kommen.

Klimmzugstange

Isometrischer Klimmzug im Obergriff

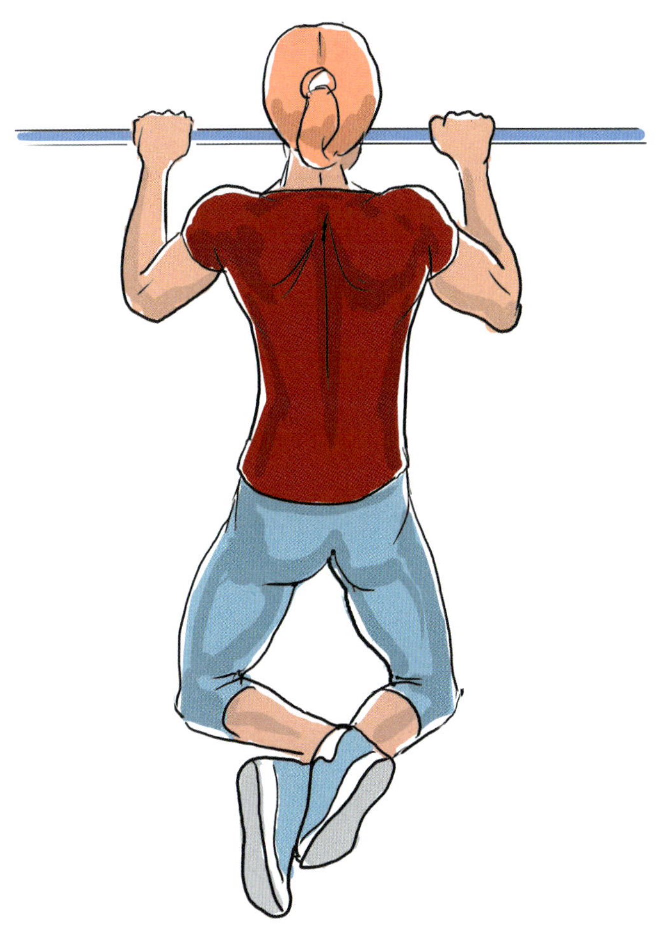

Negative Klimmzüge im Untergriff

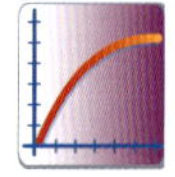

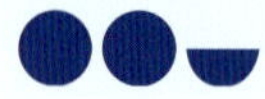

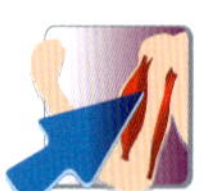

Armbeuger

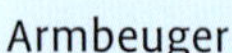

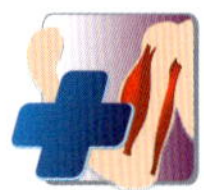

Rücken (Latissimus), Kapuzenmuskel, Ganzkörperstabilisierung

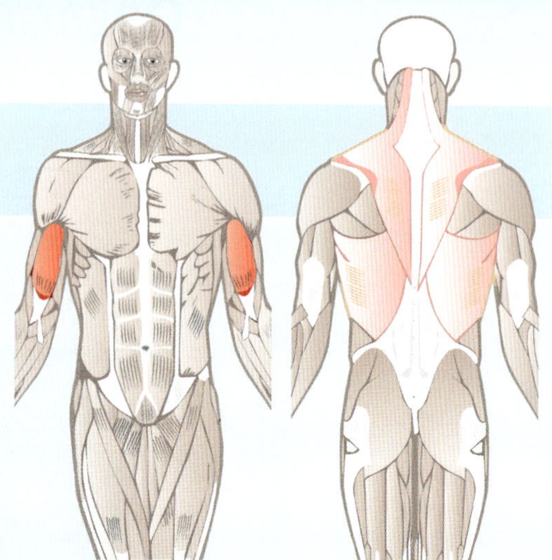

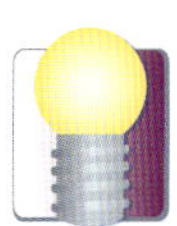

Begeben Sie sich in die Endposition des Klimmzugs. Die Armbeuger sind vollständig kontrahiert, das Kinn befindet sich in etwa auf der Höhe der Reckstange. Halten Sie sich mehrere Sekunden lang in dieser Position und lassen sich dann ganz langsam herab. Das Absenken sollte ungefähr zehn Sekunden dauern. In der untersten Position angekommen, halten Sie auch dort die Spannung für einige Sekunden. Damit ist die erste Wiederholung abgeschlossen. Anschließend begeben Sie sich wieder in die oberste Position. Hierzu können Sie auf einen bereitgestellten Kasten treten, um das Einnehmen der obersten Position zu erleichtern. Absolvieren Sie, wenn möglich, zwölf Wiederholungen von jeweils zehn Sekunden Dauer oder arbeiten Sie sich nach und nach an diese Wiederholungszahlen und Anspannungszeiten heran.

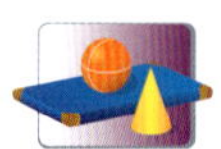

Klimmzugstange, Kasten

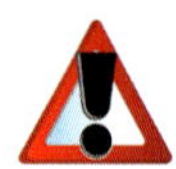

Negative Klimmzüge im Untergriff

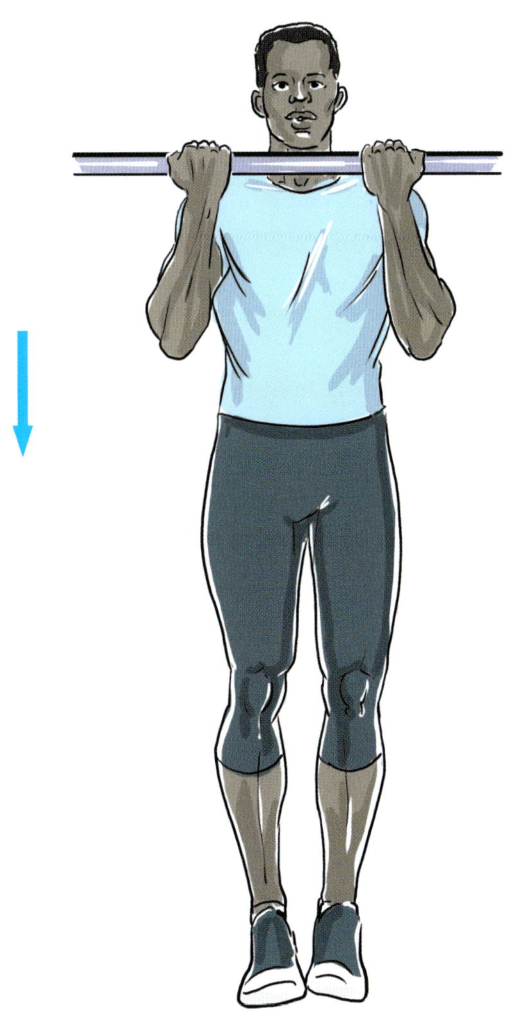

Negative Klimmzüge im Obergriff

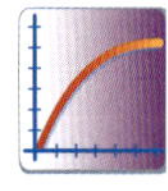

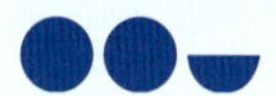

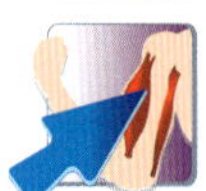

Armbeuger

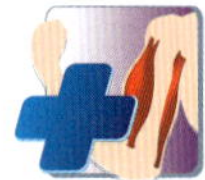

Rücken (Latissimus),
Kapuzenmuskel,
Ganzkörperstabilisierung

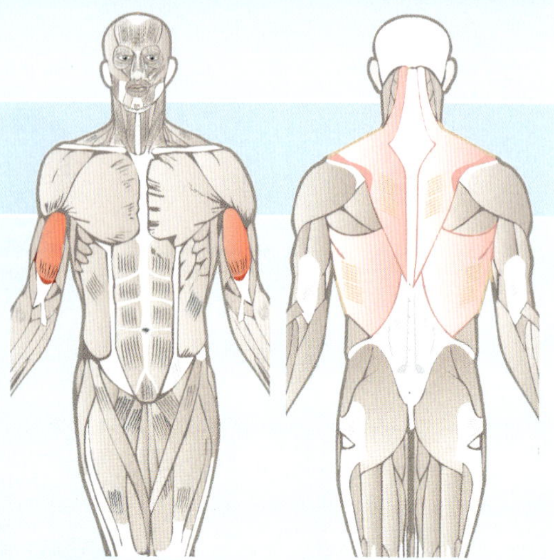

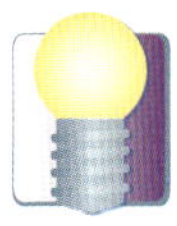

Begeben Sie sich in die Endposition des Klimmzugs und umfassen Sie die Stange im Obergriff mit etwas mehr als schulterweitem Abstand. Die Armbeuger sind vollständig kontrahiert, das Kinn befindet sich in etwa auf der Höhe der Reckstange. Halten Sie sich mehrere Sekunden lang in dieser Position und lassen sich dann ganz langsam herab. Das Absenken sollte ungefähr zehn Sekunden dauern. In der untersten Position angekommen, halten Sie auch dort die Spannung für einige Sekunden. Damit ist die erste Wiederholung abgeschlossen. Anschließend begeben Sie sich wieder in die oberste Position. Hierzu können Sie auf einen bereitgestellten Kasten treten, um das Einnehmen der obersten Position zu erleichtern. Absolvieren Sie wenn möglich zwölf Wiederholungen von jeweils zehn Sekunden Dauer oder arbeiten Sie sich nach und nach an diese Wiederholungszahlen und Anspannungszeiten heran.

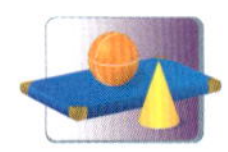

Klimmzugstange, Kasten

Negative Klimmzüge im Obergriff

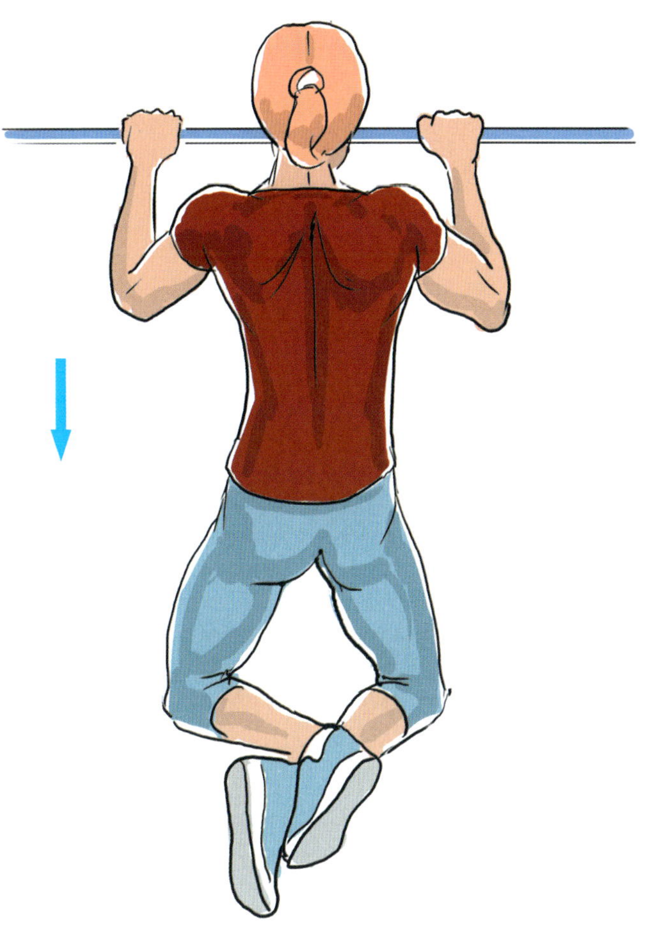

Rudern an den Ringen im angewinkelten Liegehang

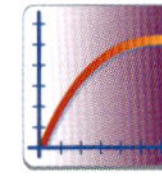

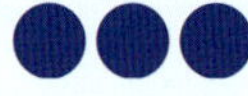

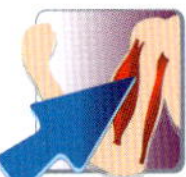

Rückenmuskeln, Armbeuger

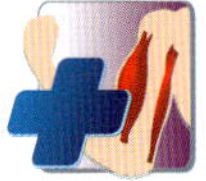

Schulter- und Nackenmuskeln, Ganzkörperstabilisierung

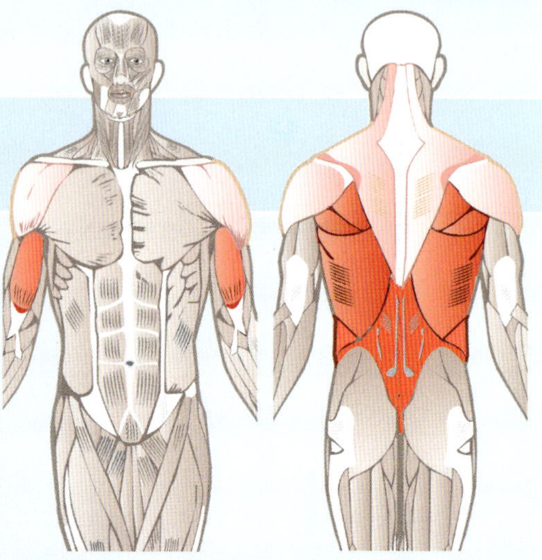

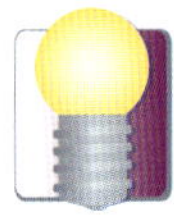

Stellen Sie die Ringe so ein, dass Sie sie im Liegehang bei ausgestreckten Armen fassen können und Ihr Oberkörper dabei einen Winkel von ungefähr 45 Grad einnimmt. Umfassen Sie die Ringe in neutraler Griffposition und bauen Sie Ganzkörperspannung auf. Dann ziehen Sie sich hoch bis Ihre Schultern die Höhe der Ringe erreicht hat. Halten Sie diese Position rund zwei Sekunden lang und senken Sie sich dann langsam wieder ab, bis die Arme wieder vollständig gestreckt sind. Halten Sie auch diese Position bei vollständiger Körperspannung bevor Sie die nächste Wiederholung beginnen.

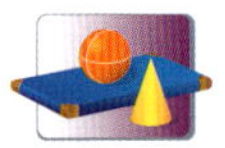

Ringe, evtl. Matte und/oder Kasten

Um ein Wegrutschen der Füße auf dem Boden zu vermeiden, können Sie die Fersen auf einer rutschfesten Matte auflegen oder einen vor den Füßen platzierten Kasten verwenden.

Rudern an den Ringen im angewinkelten Liegehang

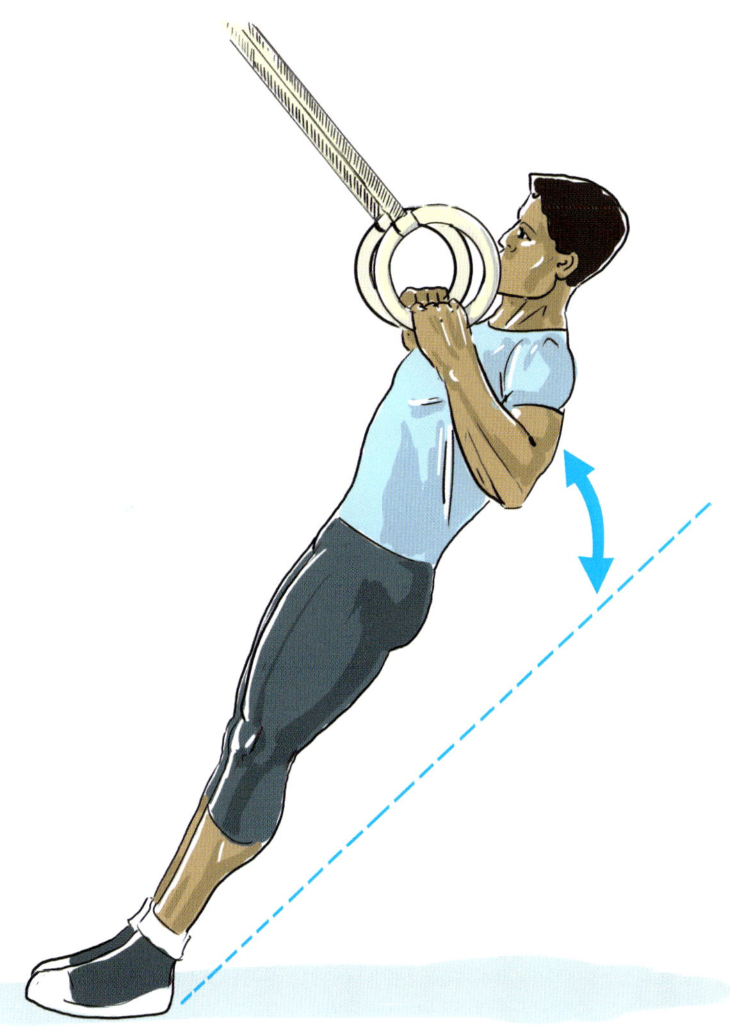

Rudern an den Ringen im angewinkelten Liegehang mit Supination der Handgelenke

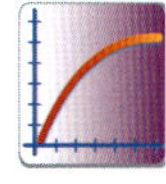

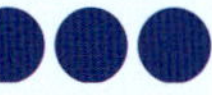

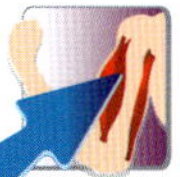
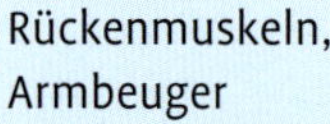

Rückenmuskeln, Armbeuger

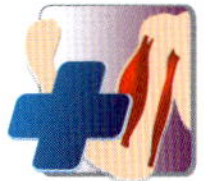

Schulter- und Nackenmuskeln, Ganzkörperstabilisierung

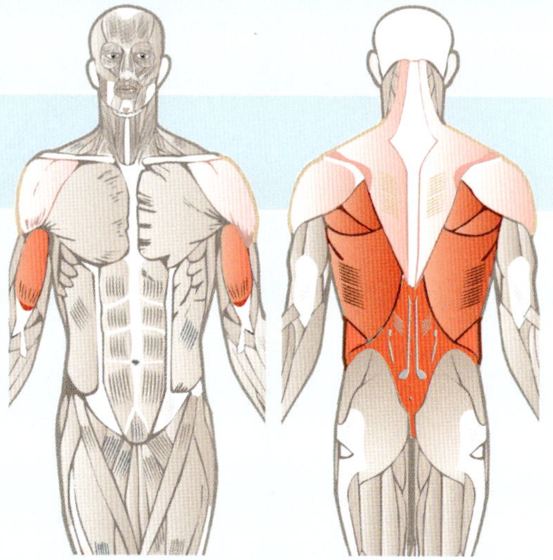

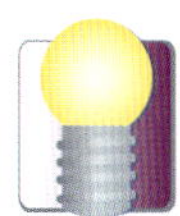

Stellen Sie die Ringe so ein, dass Sie die Ringe im Liegehang bei ausgestreckten Armen fassen können und Ihr Oberkörper dabei einen Winkel von ungefähr 45 Grad einnimmt. Umfassen Sie die Ringe im Obergriff und bauen Sie Ganzkörperspannung auf. Dann ziehen Sie sich hoch bis Ihre Schultern die Höhe der Ringe erreicht hat. Während des Hochziehens drehen Sie die Handgelenke (Supination), sodass die Handinnenflächen in der obersten Position zu Ihnen zeigen. Halten Sie diese Position rund zwei Sekunden lang und senken Sie sich dann langsam wieder ab bis die Arme wieder vollständig gestreckt sind. Drehen Sie die Handgelenke während des Absenkens langsam wieder zurück in die ursprüngliche Position (Handinnenflächen zeigen vom Körper weg). Halten Sie auch diese Position bei vollständiger Körperspannung bevor Sie die nächste Wiederholung beginnen.

Ringe, evtl. Matte und/oder Kasten

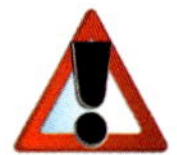

Um ein Wegrutschen der Füße auf dem Boden zu vermeiden, können Sie die Fersen auf einer rutschfesten Matte auflegen oder einen vor den Füßen platzierten Kasten verwenden.

Rudern an den Ringen im angewinkelten Liegehang mit Supination der Handgelenke

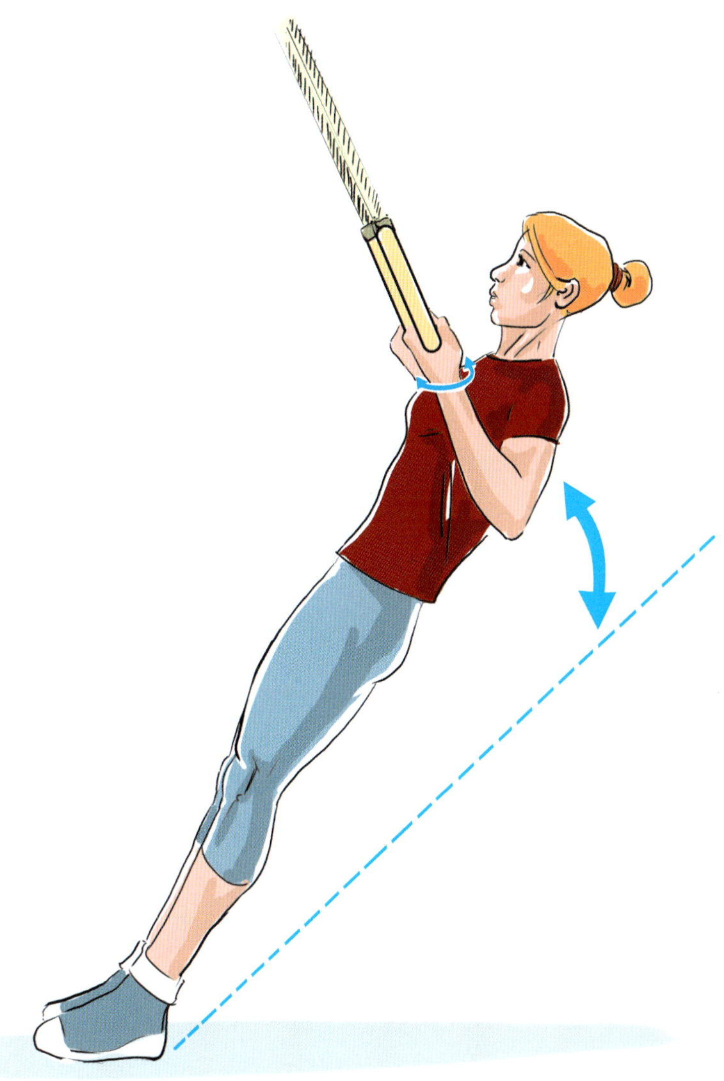

Klimmzüge im Obergriff

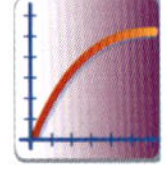

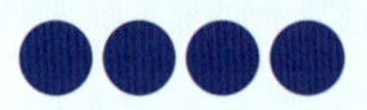

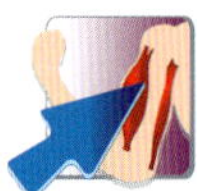

Rücken (Latissimus)

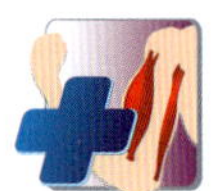

Armbeuger, Schultermuskulatur, Kaputzenmuskel, Ganzkörperstabilisierung

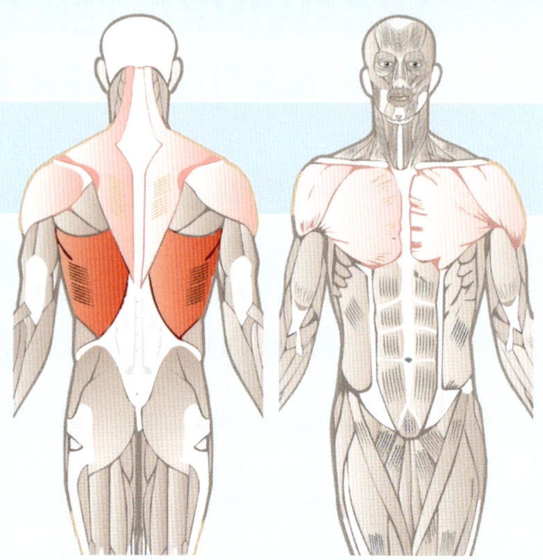

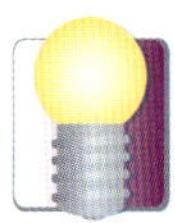

Umfassen Sie die Reckstange mit ungefähr schulterweitem Obergriff, d. h. die Handrücken zeigen nach oben. Ziehen Sie sich langsam in die oberste Position, in der sich das Kinn leicht über der Stange befindet. Halten Sie diese Position kurz und senken Sie sich dann langsam und kontrolliert wieder ab. Die Variante des Klimmzugs im Obergriff ist recht schwierig, weil der Bizeps bei dieser Griffvariante weitgehend inaktiv ist und die anderen Armbeugemuskeln dafür stärker aktiviert werden.

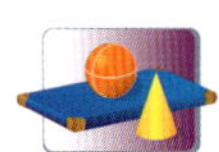

Klimmzugstange

Klimmzüge im Obergriff

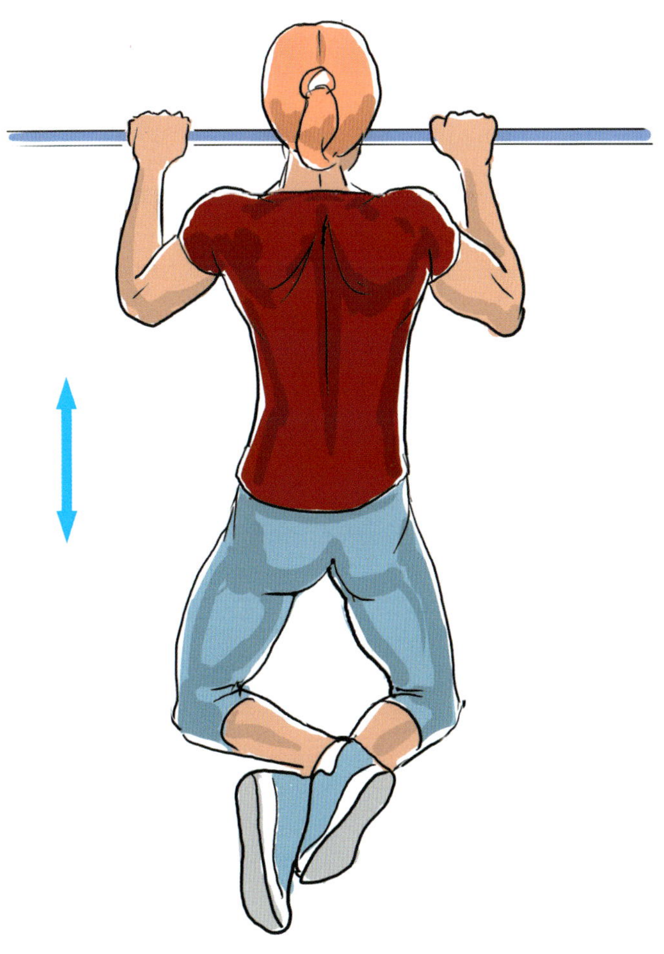

Klimmzüge im Untergriff

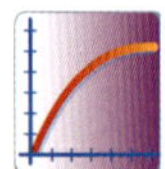

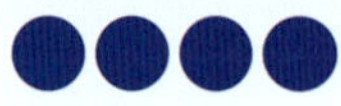

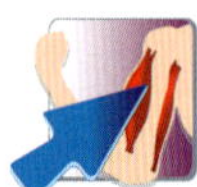

Armbeuger

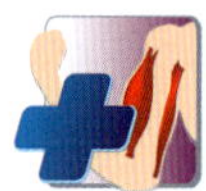

Rücken (Latissimus), Schultermuskulatur, Kapuzenmuskel, Ganzkörperstabilisierung

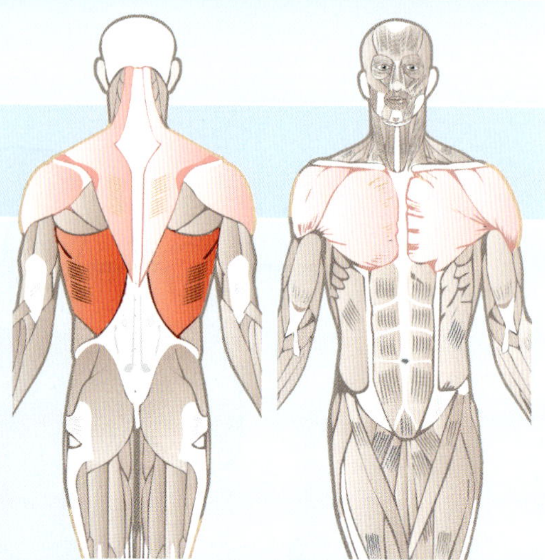

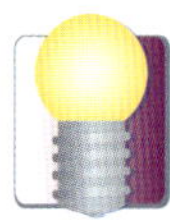

Der Klimmzug mit Untergriff ist die Variante, mit der man in der Regel die meisten Wiederholungen schafft, weil die Armbeuger im Untergriff mehr Kraft entfalten können als im Obergriff. Die Armbeuger sind bei Klimmzügen von allen wichtigen beteiligten Muskeln relativ gesehen am schwächsten. Für alle, die noch keine hohen Wiederholungszahlen mit dem Obergriff schaffen, macht es daher Sinn, einen Untergriff zu verwenden. Außerdem werden bei dieser Variante sehr effektiv der Bizeps sowie alle anderen an der Armbeugung beteiligten Muskeln trainiert.

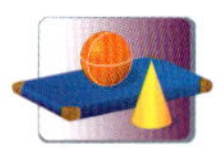

Klimmzugstange

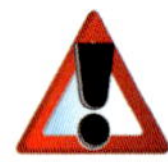

Klimmzüge im Untergriff

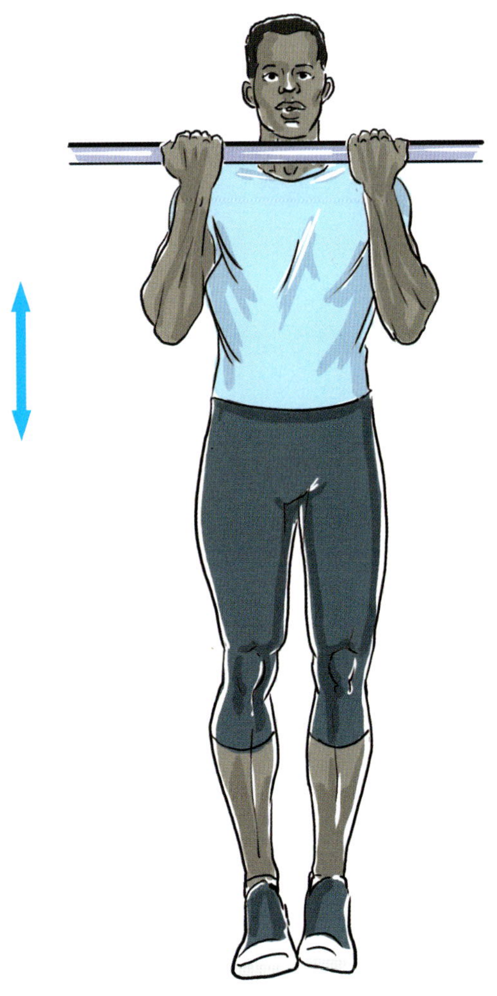

Rudern an den Ringen im Liegehang

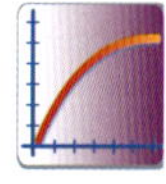

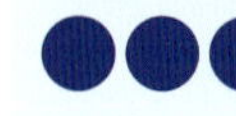

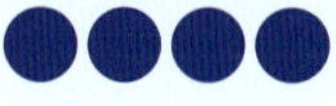

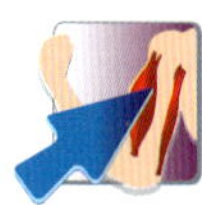

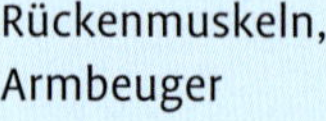

Rückenmuskeln, Armbeuger

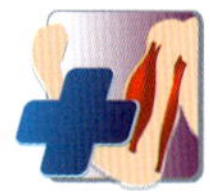

Schulter- und Nackenmuskeln, Ganzkörperstabilisierung

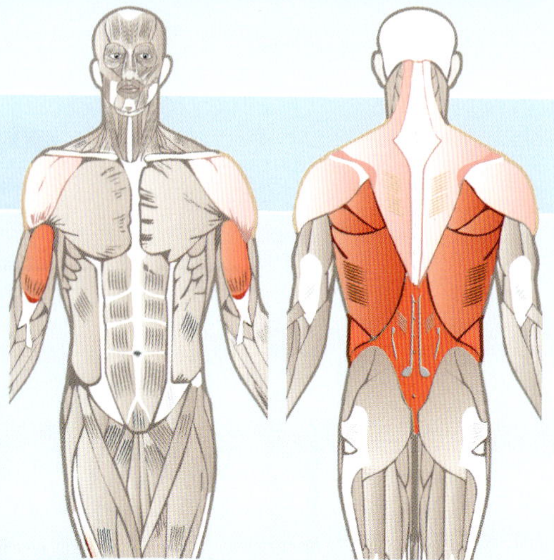

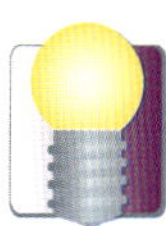

Stellen Sie die Ringe so ein, dass Sie sich im Liegehang bei ausgestreckten Armen wenige Zentimeter über dem Boden befinden. Umfassen Sie die Ringe in neutraler Griffposition und bauen Sie Ganzkörperspannung auf. Dann ziehen Sie sich hoch bis Ihre Brust die Höhe der Ringe erreicht hat. Halten Sie diese Position rund zwei Sekunden lang und senken Sie sich dann langsam wieder ab, bis die Arme wieder vollständig gestreckt sind. Halten Sie auch diese Position bei vollständiger Körperspannung bevor Sie die nächste Wiederholung beginnen.

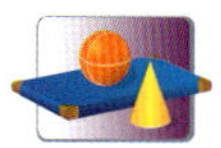

Ringe, evtl. Matte und/oder Kasten

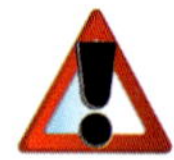

Um ein Wegrutschen der Füße auf dem Boden zu vermeiden, können Sie die Fersen auf einer rutschfesten Matte auflegen oder einen vor den Füßen platzierten Kasten verwenden.

Rudern an den Ringen im Liegehang

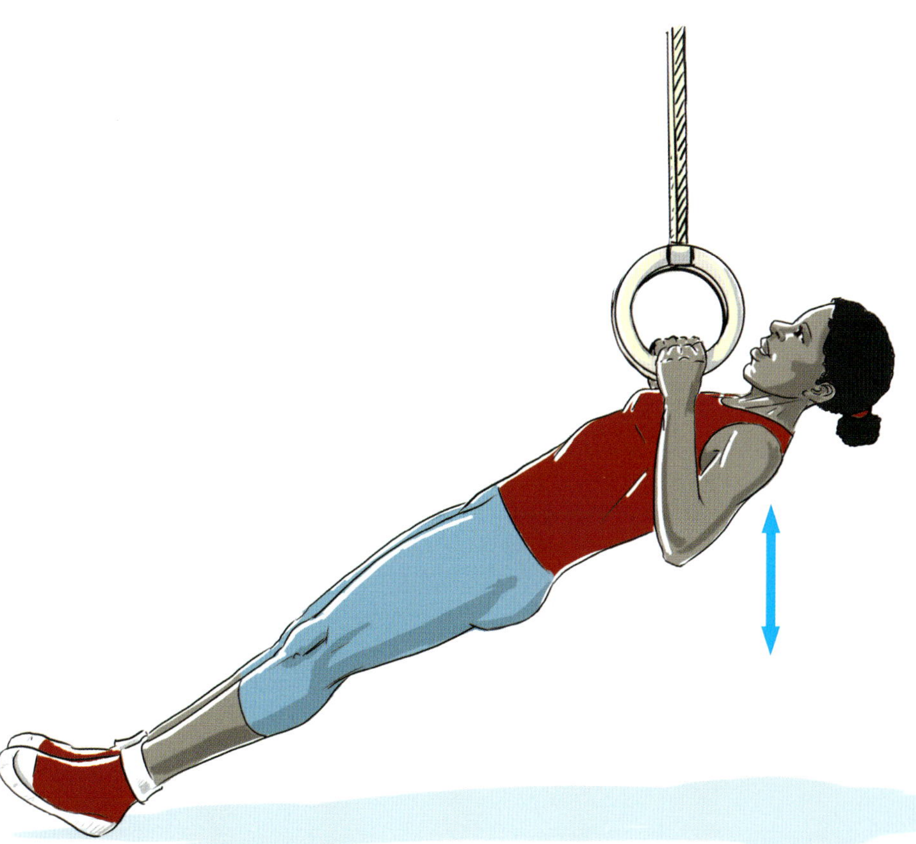

Überzüge an den Ringen

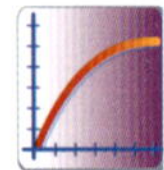

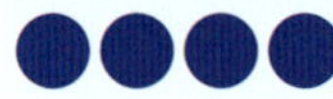

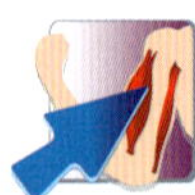

Bauch-, Rücken-, Trapezmuskulatur, Armstrecker

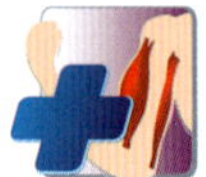

Brust-, Zwischenrippen- und Schultermuskulatur

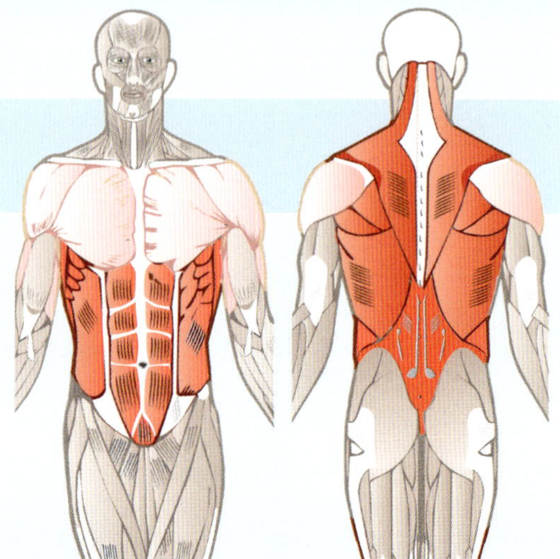

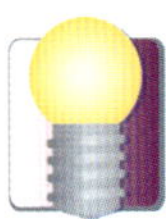

Knien Sie sich auf eine Matte und setzen Sie die Fußspitzen auf. Die Ringe befinden sich etwa eine halbe Armlänge vor Ihrem Körper auf Höhe der Hüfte. Fixieren Sie diese Position durch bewusste Ganzkörperspannung. Dann lehnen Sie sich bei voller Muskelspannung langsam nach vorn bis die Arme (fast) ausgestreckt sind. Auch diese Position halten Sie kurz und drücken sich dann langsam wieder in die Ausgangsposition zurück.

Ringe, Matte

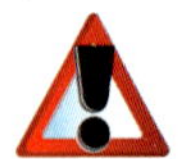

Verwenden Sie bei dieser Übung einen Obergriff.

Überzüge an den Ringen

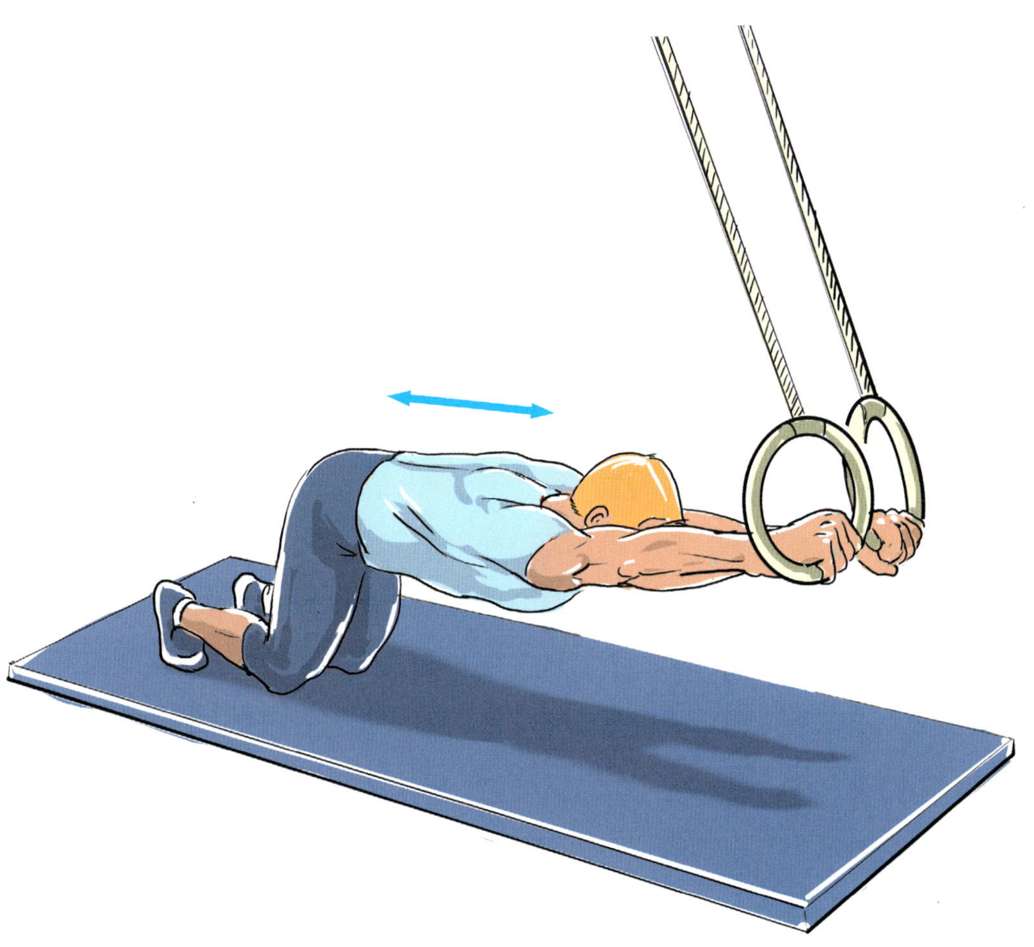

Rudern an den Ringen im Liegehang mit Supination der Handgelenke

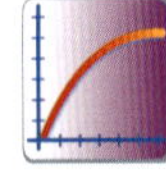

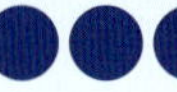
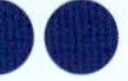

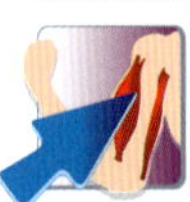

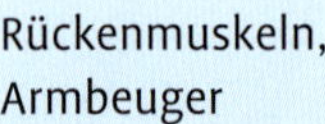

Rückenmuskeln,
Armbeuger

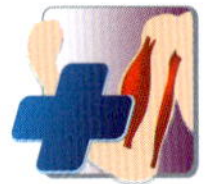

Schulter- und Nackenmuskeln, Ganzkörperstabilisierung

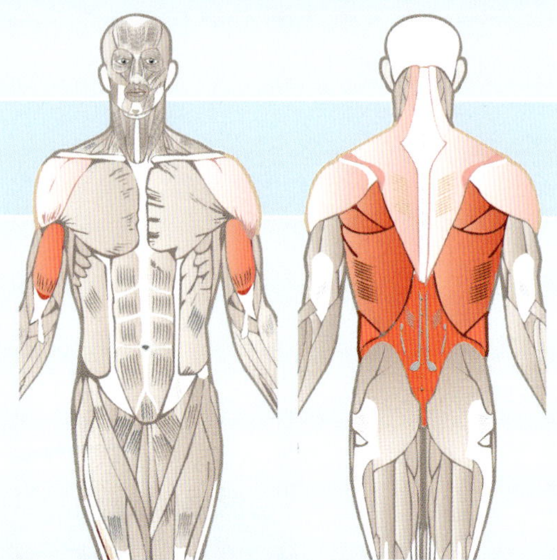

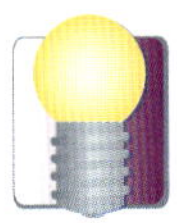

Stellen Sie die Ringe so ein, dass Sie sich im Liegehang bei ausgestreckten Armen wenige Zentimeter über dem Boden befinden. Umfassen Sie die Ringe im Obergriff (Handinnenflächen zeigen vom Körper weg) und bauen Sie Ganzkörperspannung auf. Dann ziehen Sie sich hoch bis Ihre Brust die Höhe der Ringe erreicht hat. Drehen Sie während des Hochziehens die Handgelenke so, dass Sie am obersten Punkt die Ringe im Untergriff halten (supinierte Position, Handrücken zeigen vom Körper weg). Halten Sie diese Position rund zwei Sekunden lang und senken Sie sich dann langsam wieder ab bis die Arme wieder vollständig gestreckt und die Handgelenke wieder in der Ausgangsstellung sind. Halten Sie auch diese Position bei vollständiger Körperspannung bevor Sie die nächste Wiederholung beginnen.

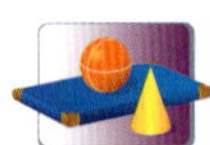

Ringe, evtl. Matte und/oder Kasten

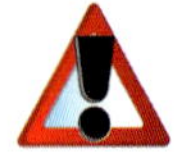

Um ein Wegrutschen der Füße auf dem Boden zu vermeiden, können Sie die Fersen auf einer rutschfesten Matte auflegen oder einen vor den Füßen platzierten Kasten verwenden.

Rudern an den Ringen im Liegehang mit Supination der Handgelenke

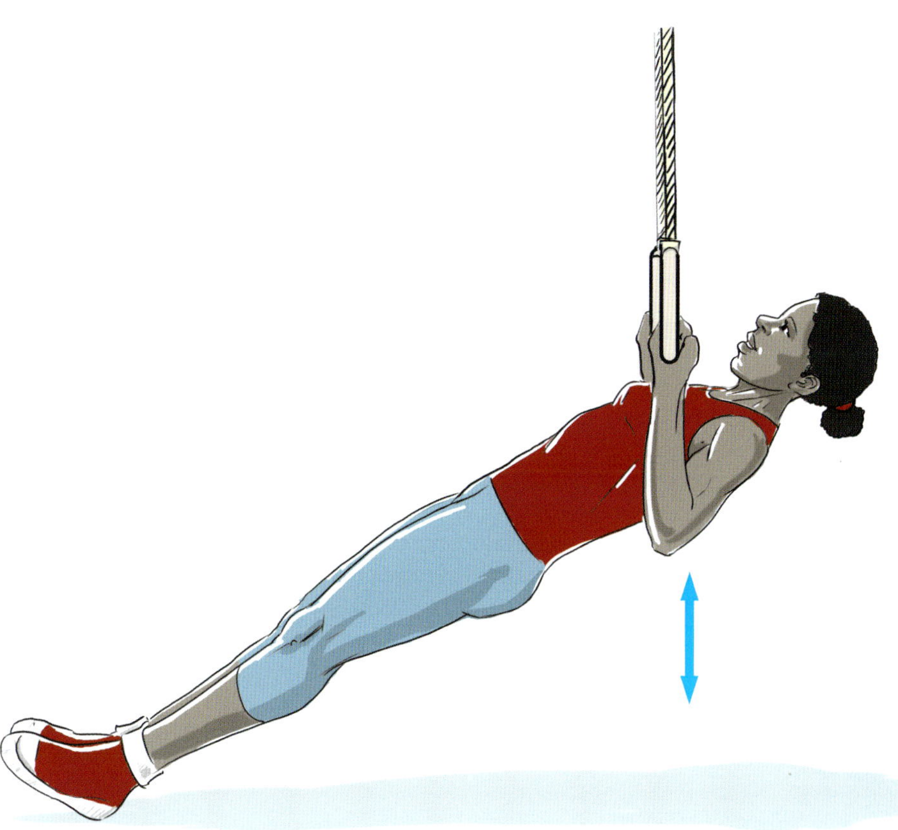

Klimmzüge an den Ringen mit neutralem Griff

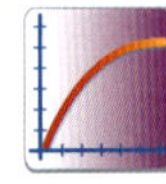

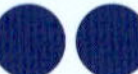

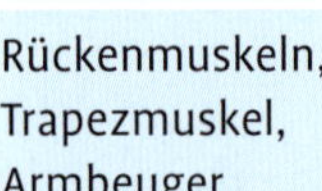

Rückenmuskeln,
Trapezmuskel,
Armbeuger

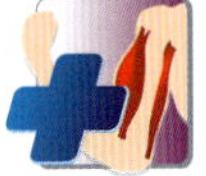

Schultermuskeln,
Ganzkörperstabilisierung

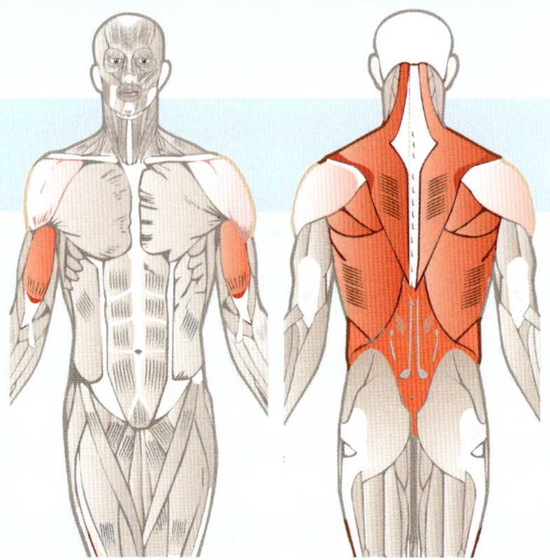

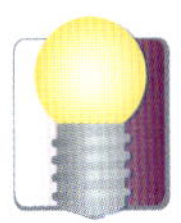

Befestigen Sie die Ringe so weit über Ihrem Kopf, dass Sie sich bei ausgestreckten Armen daran hängen können, ohne den Boden zu berühren. Steigen Sie auf einen Kasten und fassen Sie die Ringe. Halten Sie sich gut fest und begeben Sie sich in die Ausgangsposition, bei der Sie mit vollständiger Körperspannung und durchgestreckten Armen direkt unter den Ringen hängen. Verwenden Sie einen neutralen Griff (Handinnenflächen zeigen zueinander) und ziehen Sie sich langsam nach oben. Dabei neigen Sie den Oberkörper leicht nach hinten und ziehen sich nach oben bis Ihre Brust ungefähr auf einer Höhe mit den Ringen ist. Halten Sie die oberste Position kurz bevor Sie sich ganz langsam wieder in die Ausgangsposition absenken.

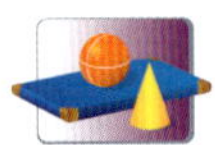

Ringe, Kasten, evtl. Matte

Drehen Sie den Kopf nicht gleichzeitig in verschiedene Richtungen, d. h. führen Sie entweder eine vorwärts-rückwärts-Bewegung oder eine seitliche Drehung aus.

Klimmzüge an den Ringen mit neutralem Griff

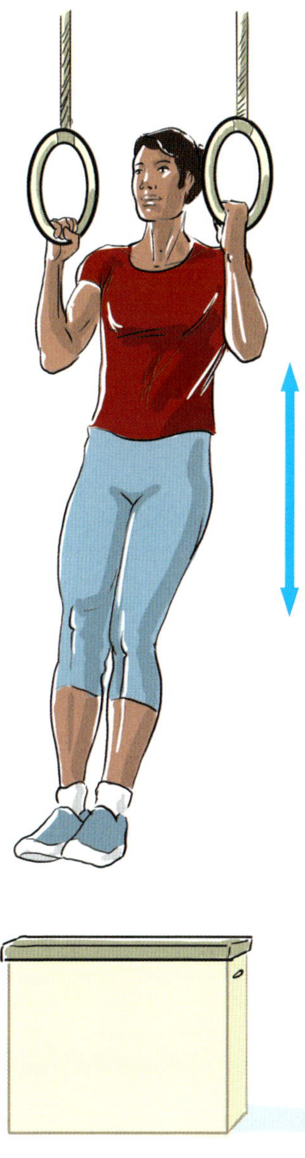

Klimmzüge an den Ringen mit Supination der Handgelenke

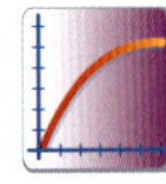

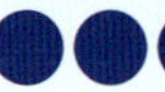

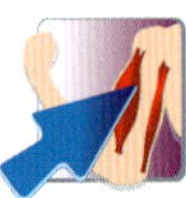

Rückenmuskeln, Armbeuger

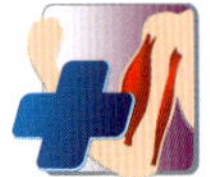

Schultermuskeln, Trapezmuskel, Ganzkörperstabilisierung

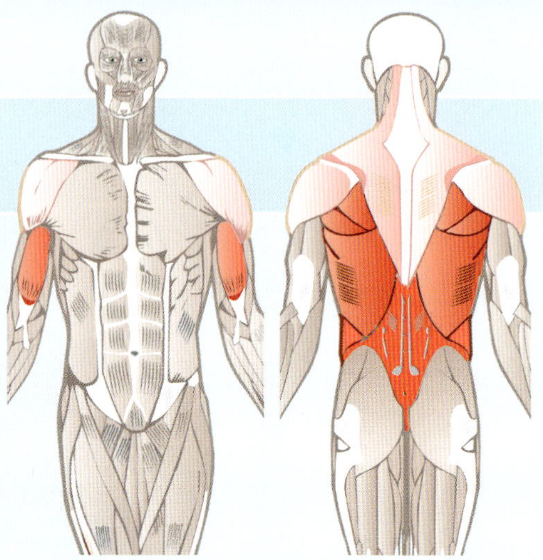

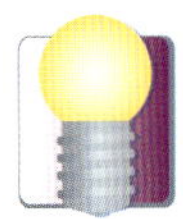

Befestigen Sie die Ringe so weit über Ihrem Kopf, dass Sie sich bei ausgestreckten Armen daran hängen können, ohne den Boden zu berühren. Steigen Sie auf einen Kasten und fassen Sie die Ringe. Halten Sie sich gut fest und begeben Sie sich in die Ausgangsposition, bei der Sie mit vollständiger Körperspannung und durchgestreckten Armen direkt unter den Ringen hängen. Neigen Sie den Oberkörper dann leicht nach hinten ziehen Sie sich dann langsam nach oben. Beginnen Sie die Bewegung mit einem neutralen Griff (Handinnenflächen zeigen zueinander) und supinieren Sie die Handgelenke während der Aufwärtsbewegung. In der obersten Position, wenn Ihre Brust ungefähr auf einer Höhe mit den Ringen ist, sollten die Handgelenke vollständig supiniert sein. Halten Sie die oberste Position kurz bevor Sie sich ganz langsam wieder in die Ausgangsposition absenken und die Handgelenke dabei wieder langsam in die neutrale Position zurückführen.

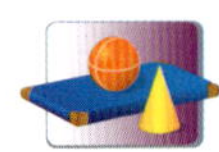

Ringe, Kasten, evtl. Matte

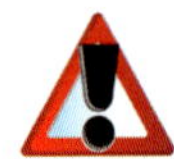

Drehen Sie den Kopf nicht gleichzeitig in verschiedene Richtungen, d. h. führen Sie entweder eine vorwärts-rückwärts-Bewegung oder eine seitliche Drehung aus.

Klimmzüge an den Ringen mit Supination der Handgelenke

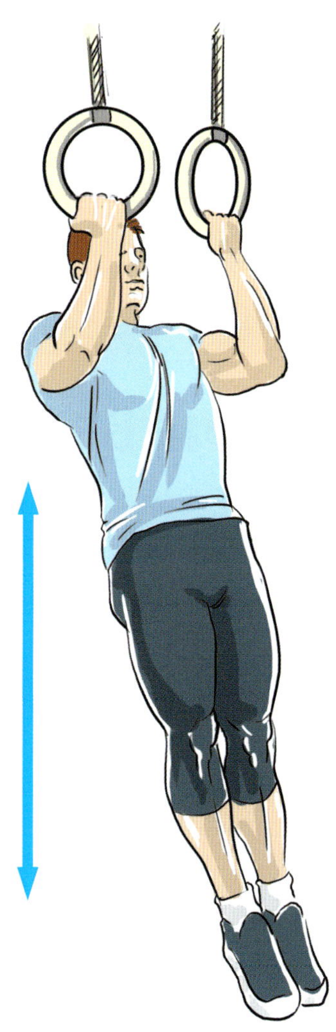

Übungen für die Beine

Beinstrecker, Beinbeuger, Gesäß, Waden

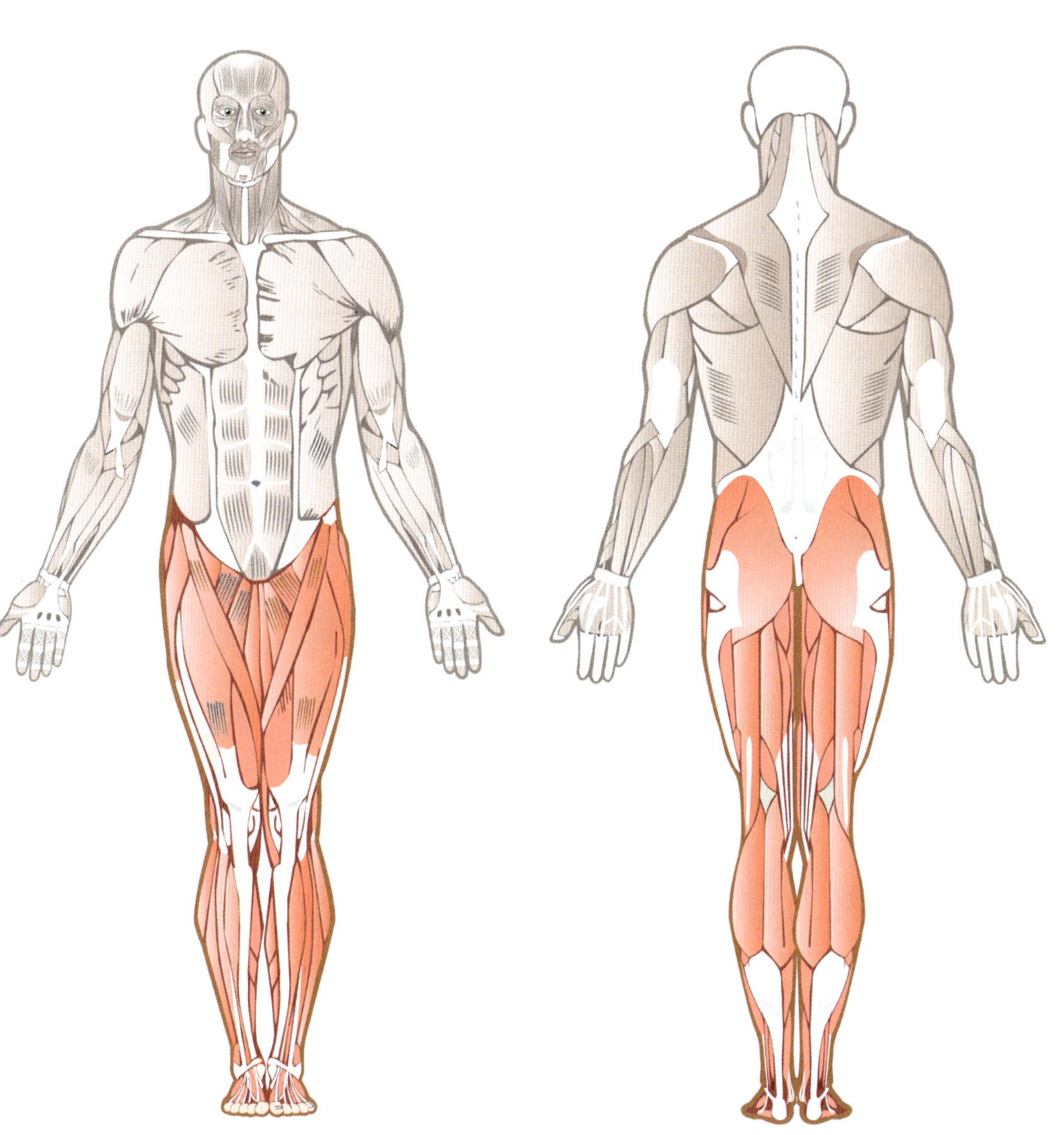

Hüftheben

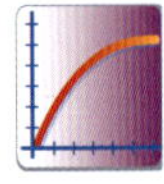

Beinbeuger, Gesäßmuskel

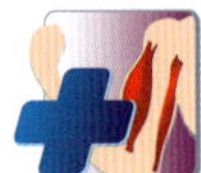

Rumpfstabilisierung

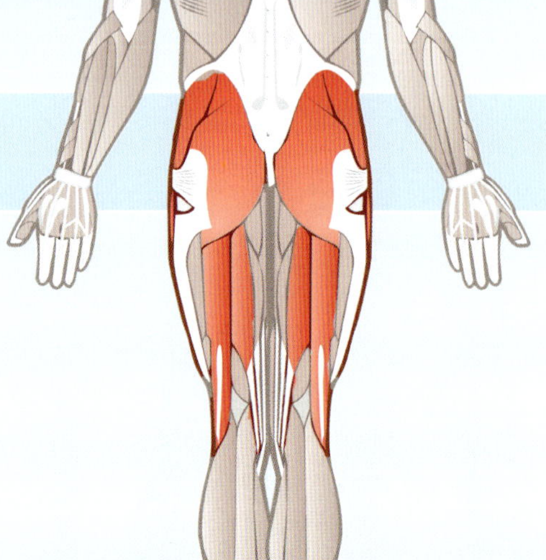

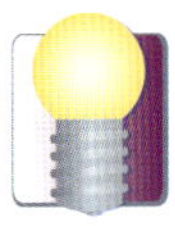

Legen Sie sich flach auf den Rücken und winkeln Sie die Beine leicht an. Die Arme liegen seitlich neben dem Körper auf. Heben Sie anschließend das Gesäß komplett vom Boden ab, indem Sie das Gewicht auf die Füße verlagern bis nur noch der obere Rücken und die Arme aufliegen. Das Körpergewicht lastet dann auf den Füßen, den Schultern und den Armen, wodurch eine Ganzkörperspannung erzielt wird und neben den Beinbeugern und dem Gesäß auch die Rumpfstabilisierung trainiert wird. Sie können die Übung noch intensiver machen, indem Sie die Arme anschließend anheben und somit Ihr Gewicht komplett auf Füße und Schultern verteilen.

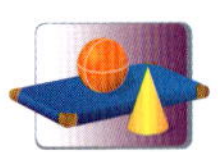

Matte

Die Schultern bleiben während der ganzen Zeit am Boden, damit die Halswirbelsäule nicht belastet wird.

Hüftheben

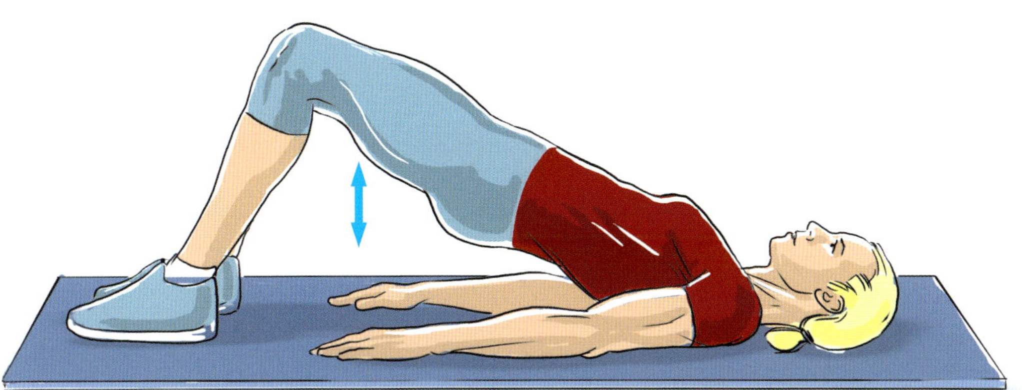

Wadenheben

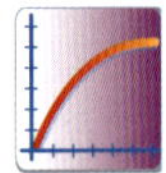
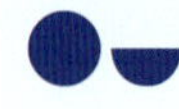

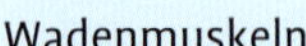

Wadenmuskeln

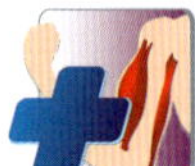

Beinbeuger,
Gesäßmuskel,
Beinstrecker

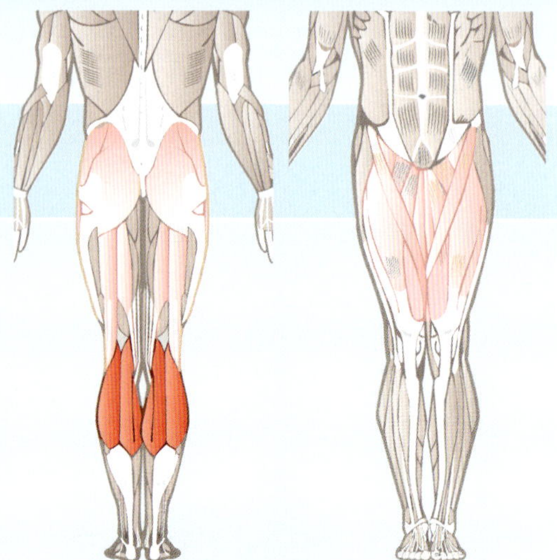

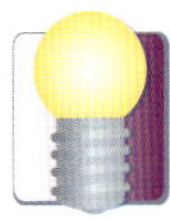

Stellen Sie sich so auf eine der unteren Sprossen einer Sprossenwand, dass die Fersen überstehen. Erheben Sie sich dann langsam in den Zehenstand. Halten Sie die oberste Position für einen Moment und lassen Sie sich dann wieder herunter. Senken Sie dabei die Fersen ab. Halten Sie auch die unterste Position für etwa zwei Sekunden.

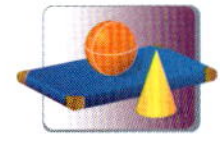

Sprossenwand

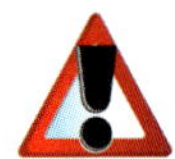

Das Festhalten an der Sprossenwand dient lediglich der Stabilisierung der Haltung, sollte aber die Ausführung nicht erleichtern, indem Sie sich etwa mit Unterstützung der Arme nach oben ziehen.

Wadenheben

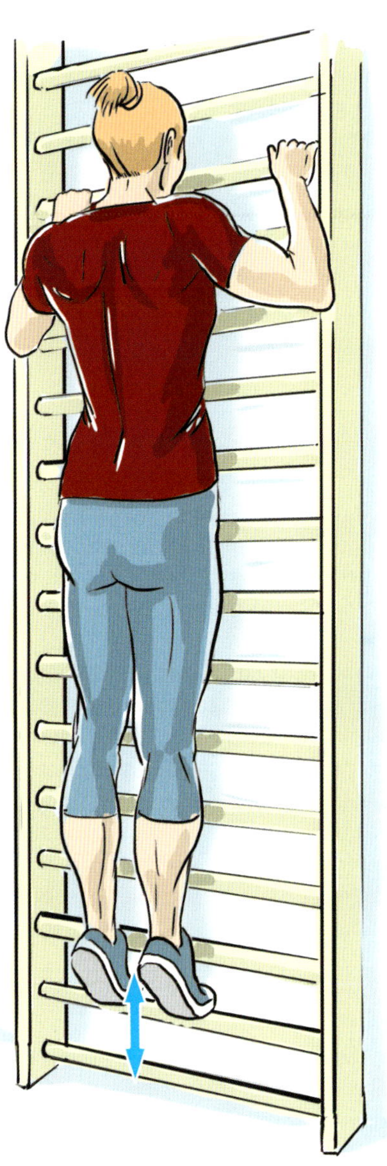

Partnerübung Adduktoren- und Abduktorenkontraktion

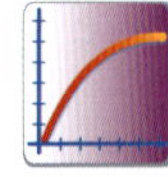

 - 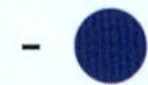 

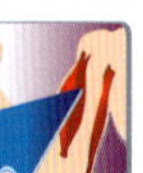

Adduktoren und Abduktoren (Innen- und Außenseiten der Oberschenkel)

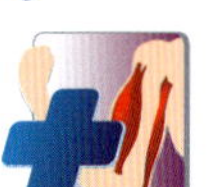

Hüft- und Gesäßmuskulatur, Oberkörperstabilisierung

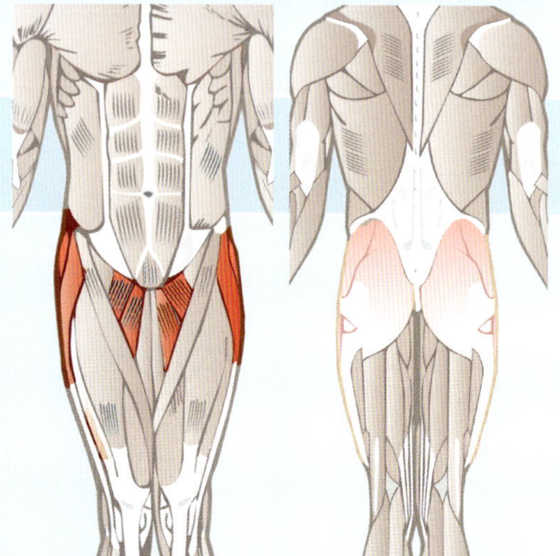

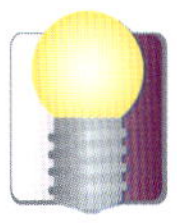

Bei dieser Übung sitzen Sie auf einem Kasten. Ihnen direkt gegenüber sitzt auf einem gleichhohen Stuhl Ihr Trainingspartner. Sie sitzen sich so dicht gegenüber, dass Ihre Oberschenkelinnenseite direkt an der Oberschenkelaußenseite Ihres Trainingspartners anliegt. Bauen Sie dann langsam Muskelspannung auf und versuchen Sie mit langsam steigendem Druck die Oberschenkel Ihres Trainingspartners zusammenzudrücken, während Ihr Trainingspartner versucht, Ihre Oberschenkel auseinander zu drücken. Das Ziel der Übung ist nicht das schnelle Zusammen- bzw. Auseinanderdrücken der Beine des anderen, sondern dass beide so viel Muskelspannung aufbauen, dass die Übung 90 bis 120 Sekunden lang aufrechterhalten bleibt. Versuchen Sie auf eine Anspannungszeit von mindestens einer halben Minute pro Durchgang zu kommen. Anschließend wird die Position gewechselt und Ihr Trainingspartner versucht dann Ihre Beine zusammenzudrücken und Sie versuchen die Gegenbewegung. Der Oberkörper wird die ganze Zeit über aufrecht und gerade gehalten.

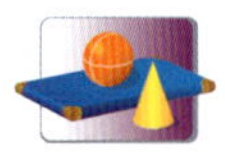

Zwei Kästen

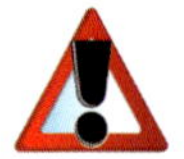

Nach dem Absolvieren der Übung wird die Position getauscht, sodass nach dem Training der Adduktoren gleich anschließend die Abduktoren trainiert werden und umgekehrt.

Partnerübung Adduktoren- und Abduktorenkontraktion

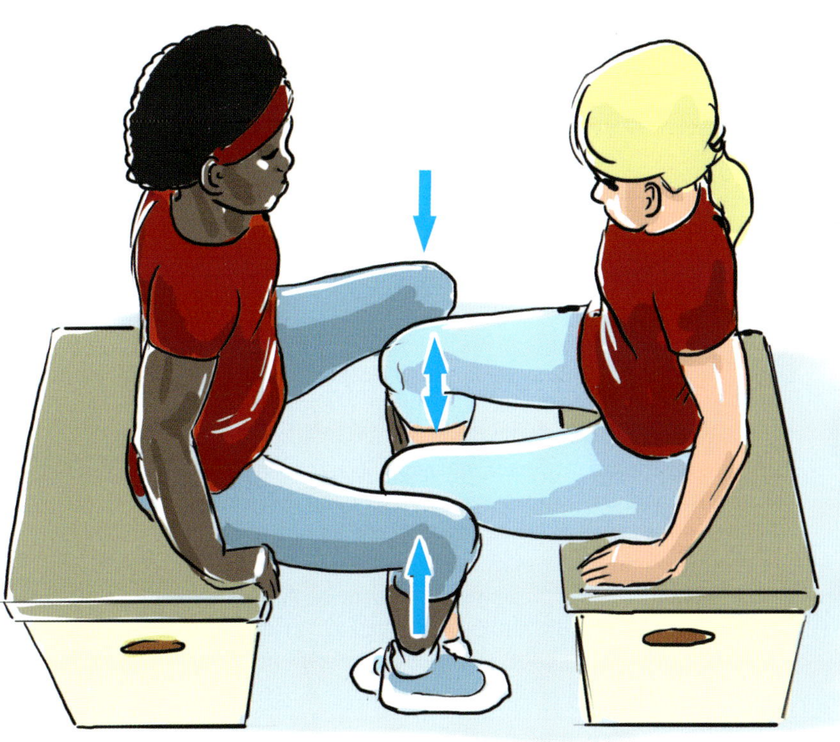

Hüftheben mit erhöhten Füßen

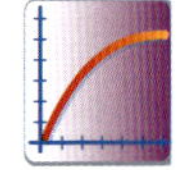

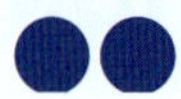

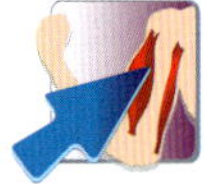

Beinbeuger,
Gesäßmuskel,
Waden

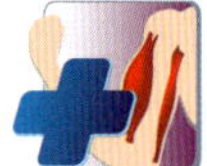

Rumpfstabilisierung

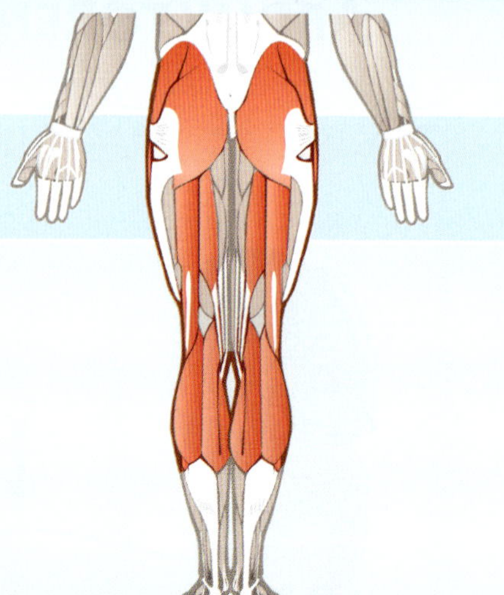

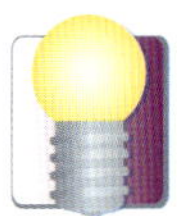

Legen Sie sich flach auf den Rücken und legen Sie die Füße auf einem Kasten auf. Winkeln Sie die Beine dabei leicht an. Die Arme liegen seitlich neben dem Körper auf. Heben Sie anschließend das Gesäß komplett vom Boden ab, indem Sie das Gewicht auf die Fersen verlagern bis nur noch der obere Rücken und die Arme aufliegen. Das Körpergewicht lastet dann auf den Fersen, den Schultern und den Armen, wodurch eine Ganzkörperspannung erzielt wird und neben den Beinbeugern und dem Gesäß auch die Rumpfstabilisierung trainiert wird. Bei dieser Variante des Hüfthebens werden nicht die Fußsohlen, sondern die Fersen aufgesetzt, wodurch die Auflagefläche verkleinert und die Beanspruchung der beteiligten Muskeln erhöht wird. Außerdem wird bei dieser Variante auch die Wadenmuskulatur stärker einbezogen.

Matte, Kasten

Die Schultern bleiben während der ganzen Zeit am Boden, damit die Halswirbelsäule nicht belastet wird.

HÜFTHEBEN MIT ERHÖHTEN FÜSSEN

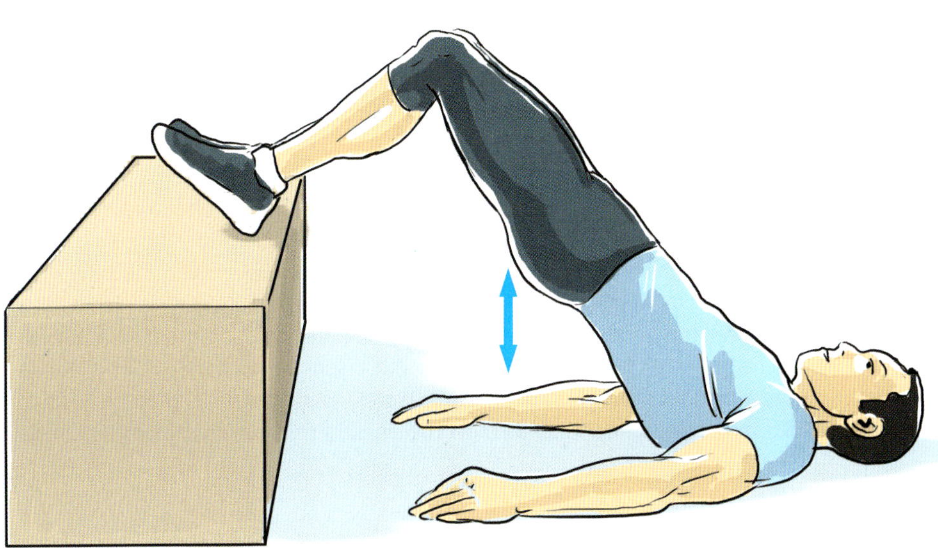

Kniebeuge

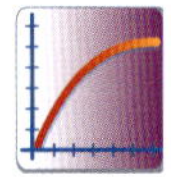
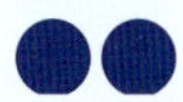

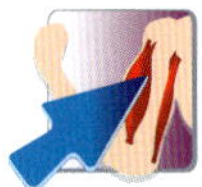

Beinstrecker,
Gesäßmuskel

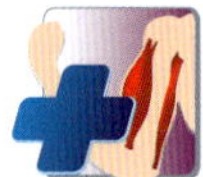

Rumpfmuskulatur,
Wadenmuskel

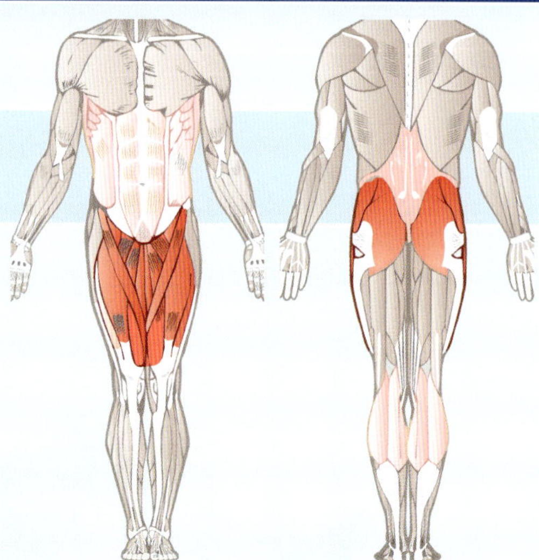

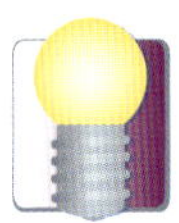

Stellen Sie sich aufrecht hin. Ihr Stand ist etwa schulterweit. Strecken Sie die Arme nach vorn auf Schulterhöhe aus. Beugen Sie nun die Knie und gehen Sie so weit herunter, bis die Oberschenkel etwa parallel zum Boden sind, die Kniegelenke also in einem Winkel von etwa 90 Grad gebeugt sind. Gehen Sie nicht weiter herunter. Um ein zu tiefes Absenken zu verhindern, können Sie einen Kasten verwenden. Setzen Sie sich nicht auf den Kasten, sondern verwenden Sie ihn nur als Anhaltspunkt (im wahrsten Sinne des Wortes) und halten die unterste Position für mindestens eine Sekunde und drücken Sie sich dann wieder langsam in die Ausgangsposition.

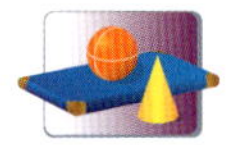

evtl. Kasten

Vermeiden Sie bei allen Varianten von Kniebeuge, dass die Knie sich über die Fußspitzen hinausschieben (das sog. „Spitzknie“). Dies können Sie leicht verhindern, indem Sie darauf achten, Hüften und Gesäß bei der Abwärtsbewegung nach hinten zu bewegen.

Kniebeuge

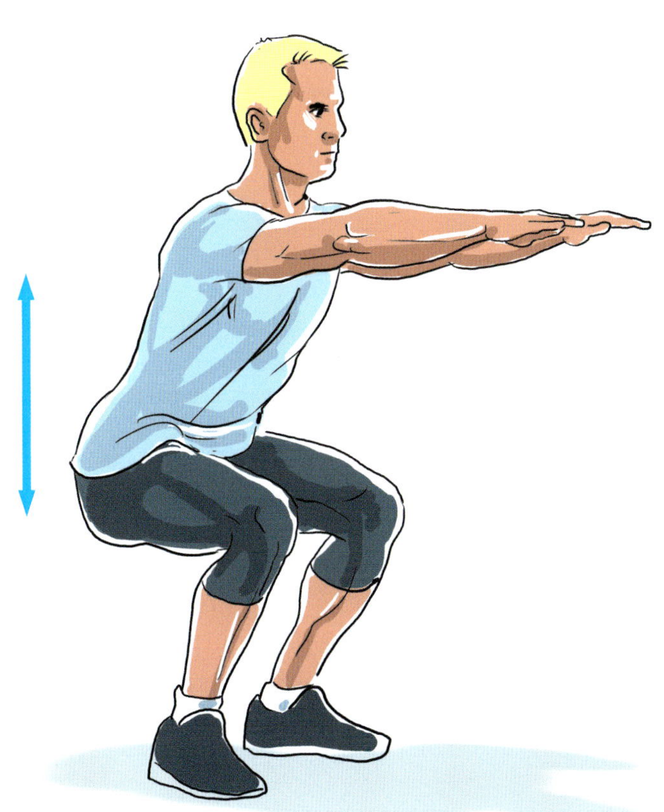

Kniebeuge an der Sprossenwand

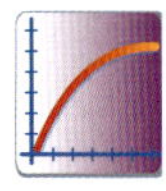

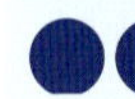
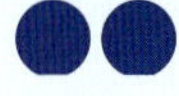

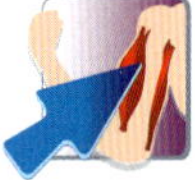

Beinstrecker,
Gesäßmuskel

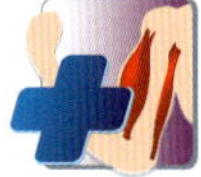

Rumpfmuskulatur,
Wadenmuskel

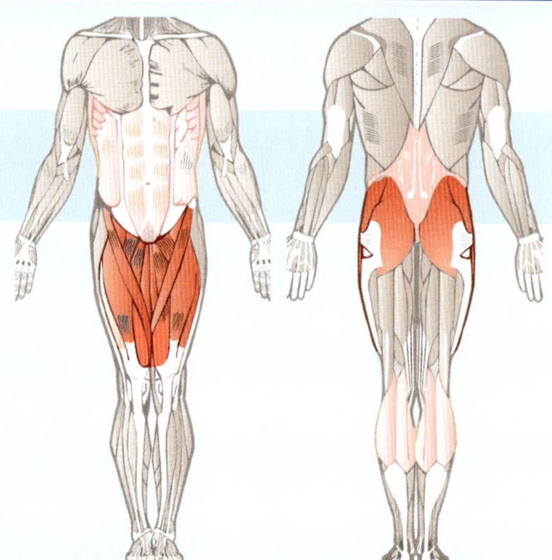

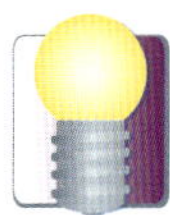

Stellen Sie sich etwa eine knappe Armlänge von einer Sprossenwand entfernt auf. Umfassen Sie eine Sprosse, die sich ungefähr in Höhe Ihres Oberbauchs befindet. Ihr Stand ist etwa schulterweit. Beugen Sie nun die Knie und gehen Sie so weit herunter wie es Ihnen möglich ist. Achten Sie während der ganzen Zeit auf eine betont langsame Übungsausführung. Halten Sie auch in der untersten Position alle Muskeln angespannt. Nachdem Sie sich ein bis zwei Sekunden in der untersten Position gehalten haben, drücken Sie sich wieder langsam nach oben.

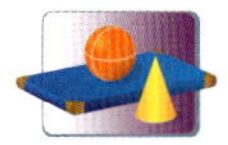

Sprossenwand

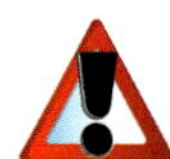

Achten Sie darauf, dass die Bewegung durch die Kontraktion der Bein- und Gesäßmuskeln erfolgt. Der Oberkörper wird unter Spannung gehalten. Das Umfassen der Sprosse dient nur der Stabilisierung. Ziehen Sie sich nicht mit Hilfe der Armmuskulatur nach oben.

Kniebeuge an der Sprossenwand

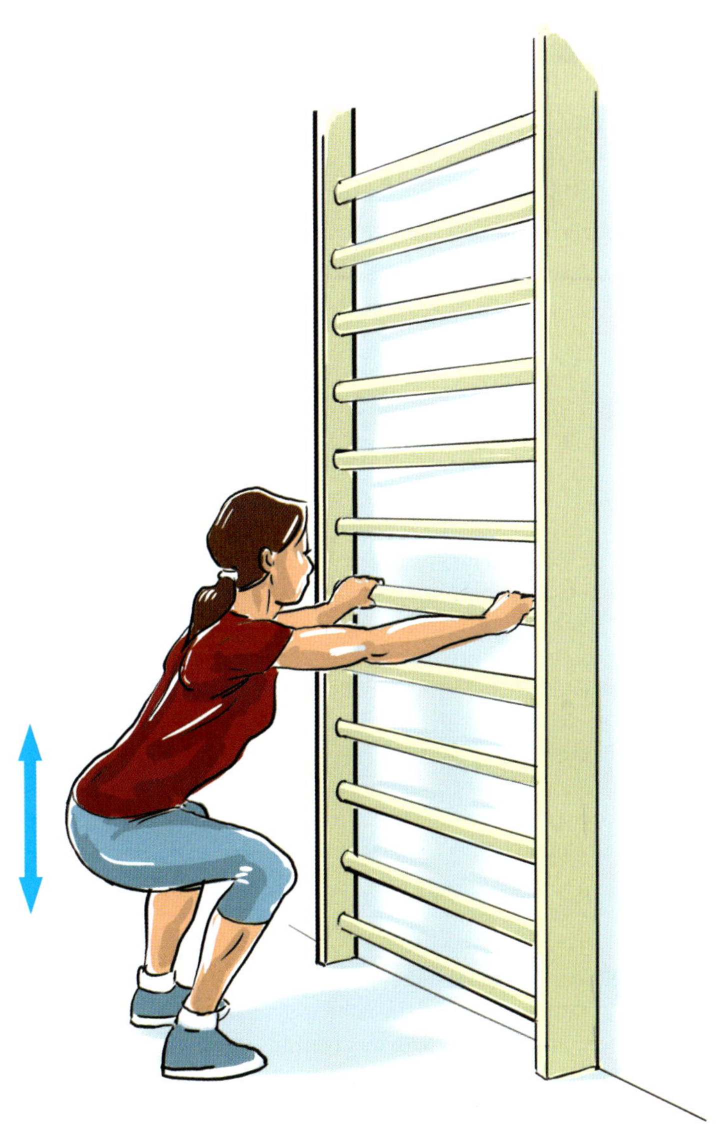

„Sitzen“ an der Wand (isometrische Kniebeuge)

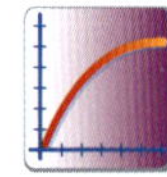
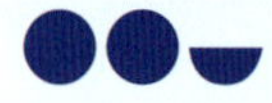

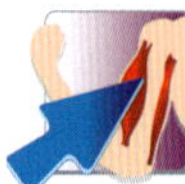

Beinstrecker,
Gesäßmuskulatur,
Wadenmuskulatur

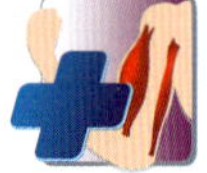

Beinbeuger

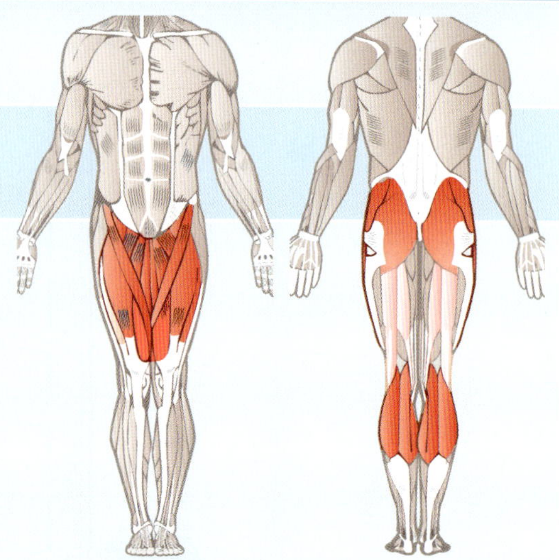

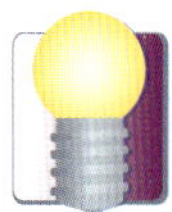

Bei dieser Übung lehnen Sie sich mit dem Rücken an eine Wand und begeben sich dann in eine Sitzhaltung. Je näher die Beinbeugung an die 90°-Marke heranreicht, desto schwieriger wird die Übungsausführung. Ein 90°-Winkel sollte jedoch nicht unterschritten werden, um unerwünschte Belastungen von den Knien zu nehmen. Die Oberschenkel sollten also mindestens parallel zum Boden sein. Es bietet sich an, die Arme vor der Brust zu verschränken oder seitlich herunterhängenzulassen.
Anschließend versucht man, die Position so lange wie möglich beizubehalten. Ein Vorteil dieser Übung besteht darin, dass der Rücken durch das Anlehnen an der Wand zwangsläufig gerade gehalten wird.

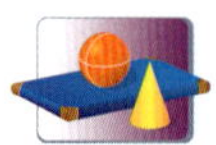

Wand

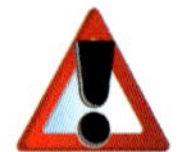

Hierbei handelt es sich um eine isometrische Übung, d. h. die Muskulatur verrichtet statische Haltearbeit. Achten Sie darauf, dass das Knie nicht über die Fußspitze hinausragt. Wenn das der Fall ist, positionieren Sie die Füße etwas weiter vorn. Ober- und Unterschenkel sollten einen 90-Grad-Winkel bilden.

„Sitzen“ an der Wand (isometrische Kniebeuge)

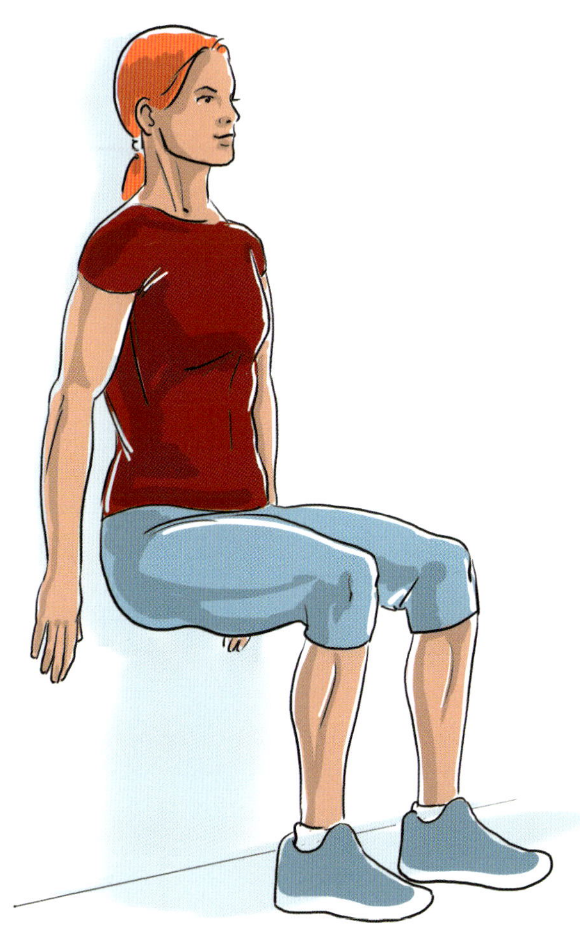

Kniebeuge mit Gummiball zwischen den Knien

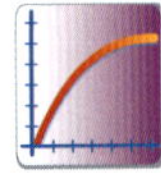

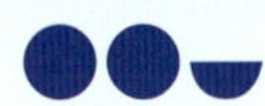

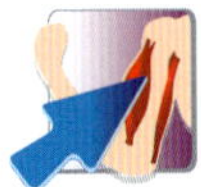

Beinstrecker,
Gesäßmuskel

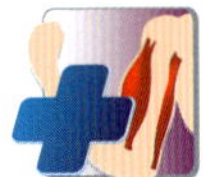

Adduktoren

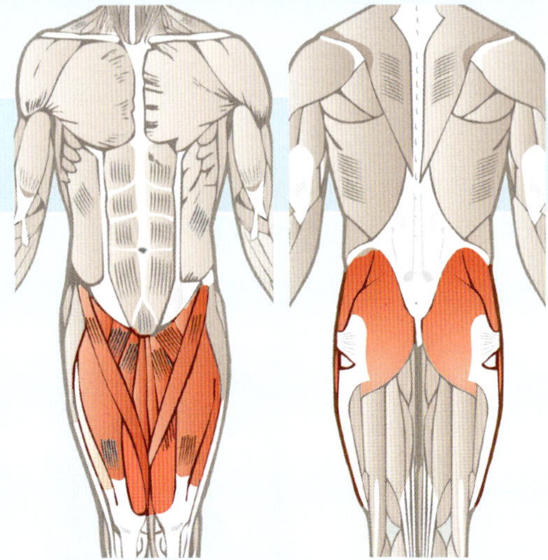

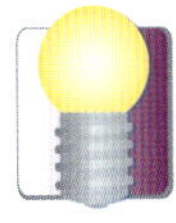

Bei dieser Übung werden Kniebeuge ausgeführt. Die Übungsausführung wird durch ein zwischen den Knien oder Adduktoren fixierter Gummiball erschwert. Der Schwierigkeitsgrad der Übung kann variiert werden, indem Bälle von unterschiedlicher Größe und unterschiedlichem Gewicht gewählt werden. Je schwerer der Ball desto anspruchsvoller wird die Übung.

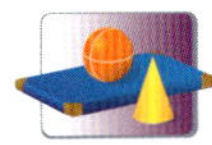

Ball

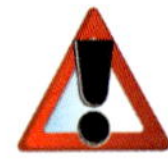

„Spitzknie“ vermeiden

Kniebeuge mit Gummiball zwischen den Knien

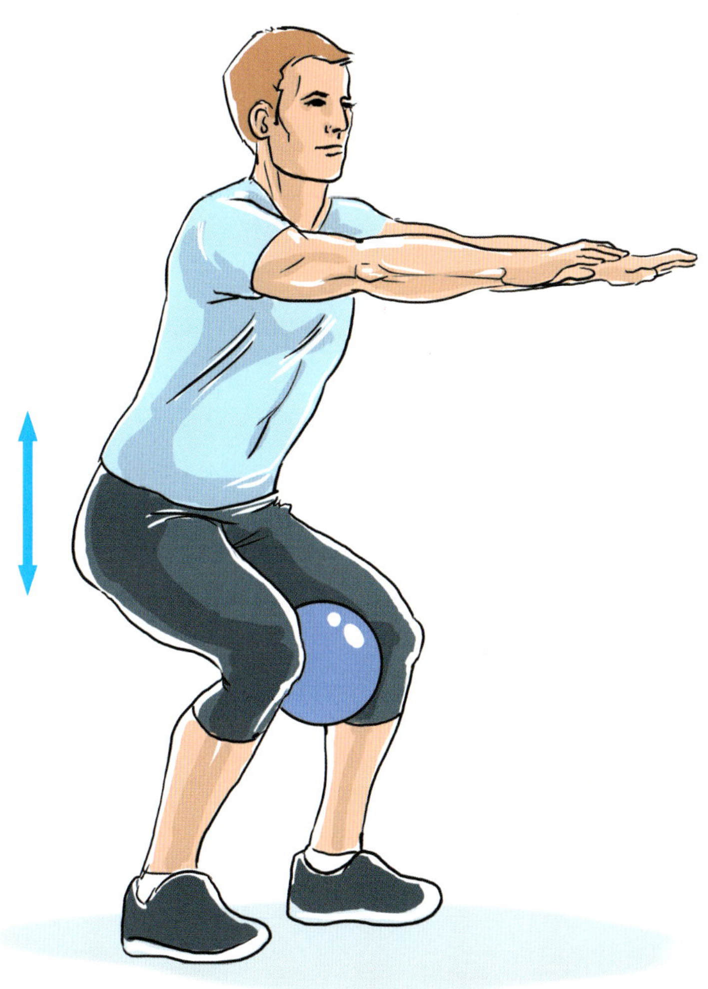

Tiefe Kniebeuge an den Ringen

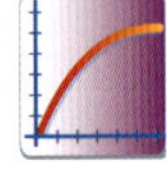
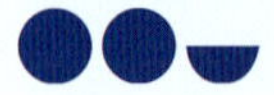

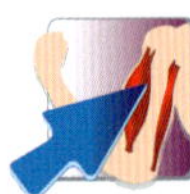
Beinstrecker,
Gesäßmuskel

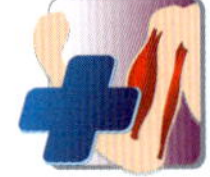
Rumpfmuskulatur,
Wadenmuskeln

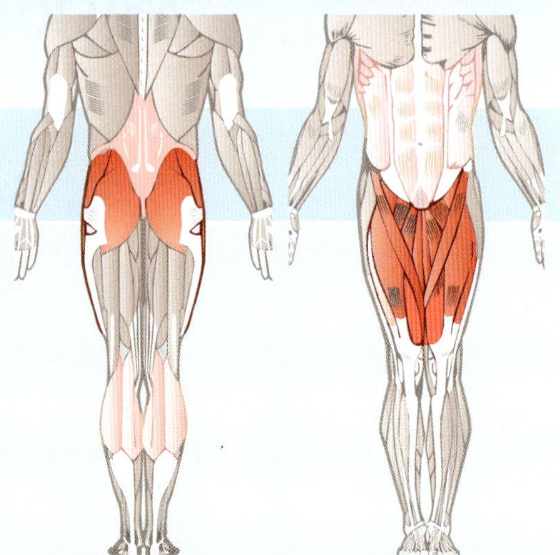

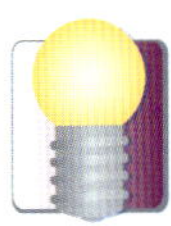
Fassen Sie die Ringe mit einem neutralen Griff und ziehen Sie sie so an sich heran, dass sich die Ringe bei angewinkelten Armen auf einer Höhe zwischen Brust und Taille vor Ihrem Körper befinden. Ihr Stand ist etwas mehr als schulterbreit. Bewegen Sie nun Ihr Gesäß nach hinten und unten bis sie fast den Boden berühren. Während der Bewegung halten Sie sich an den Ringen fest und stabilisieren sich dadurch. Halten Sie die Bewegung am untersten Punkt für ein bis zwei Sekunden und drücken Sie sich anschließend wieder langsam nach oben.

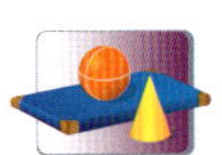
Ringe

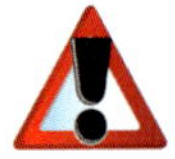
Ziehen Sie nicht mehr als nötig an den Ringen. Die Bewegung soll vorrangig durch die Kontraktion der Bein- und Gesäßmuskulatur erfolgen.

Tiefe Kniebeuge an den Ringen

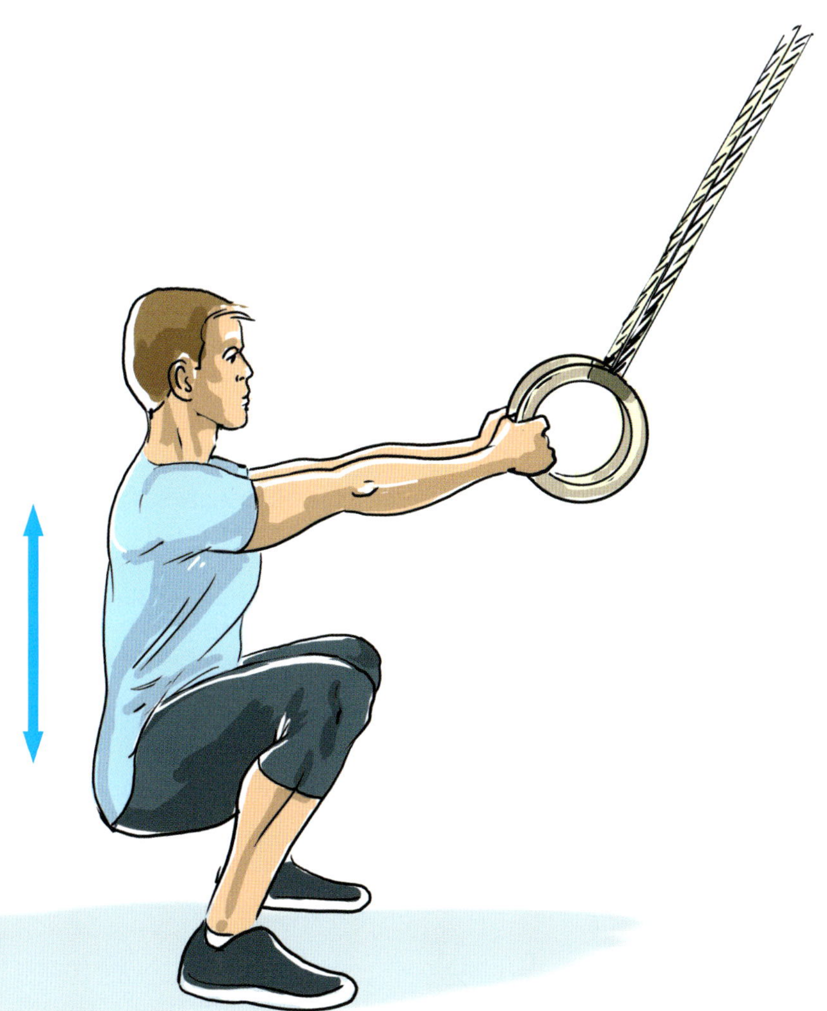

Frontkniebeuge mit Ball

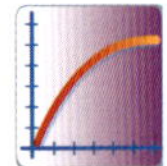

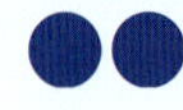

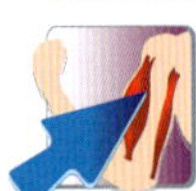

Beinstrecker,
Gesäßmuskel

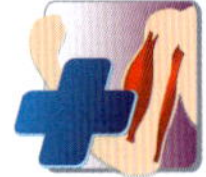

Schultermuskulatur,
Ganzkörperspannung

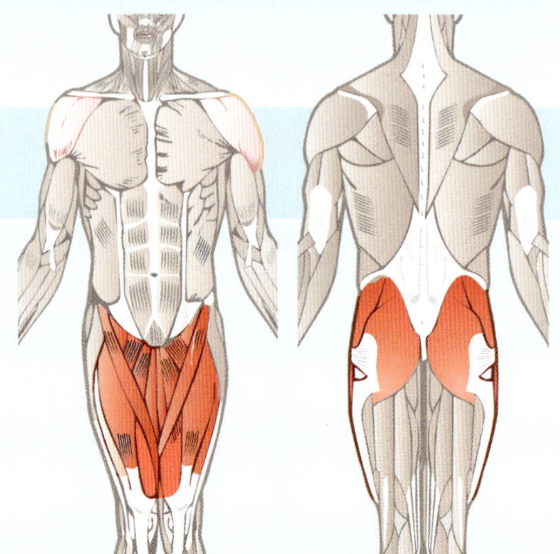

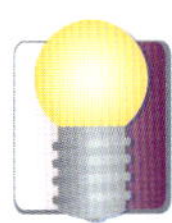

Beugen Sie die Knie und halten dabei einen Ball auf Augenhöhe vor dem Körper. Die Arme sind leicht gebeugt, um den Abstand zwischen Kopf und Ball gering zu halten und damit Druck von den Ellenbogen, Schultern und dem unteren Rücken zu nehmen. Beugen Sie anschließend die Knie bis die Oberschenkel in etwa parallel zum Boden sind. In dieser untersten Position halten Sie kurz die Muskelspannung und drücken sich anschließend wieder langsam nach oben.

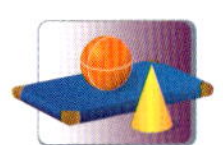

Ball

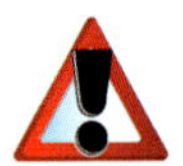

Vermeiden Sie ein „Spitzknie" und blicken Sie stets nach vorn auf den Ball. Auf dieses Weise unterstützen Sie das Aufrecht- und Geradehalten des Oberkörpers.

FrontKniebeuge mit Ball

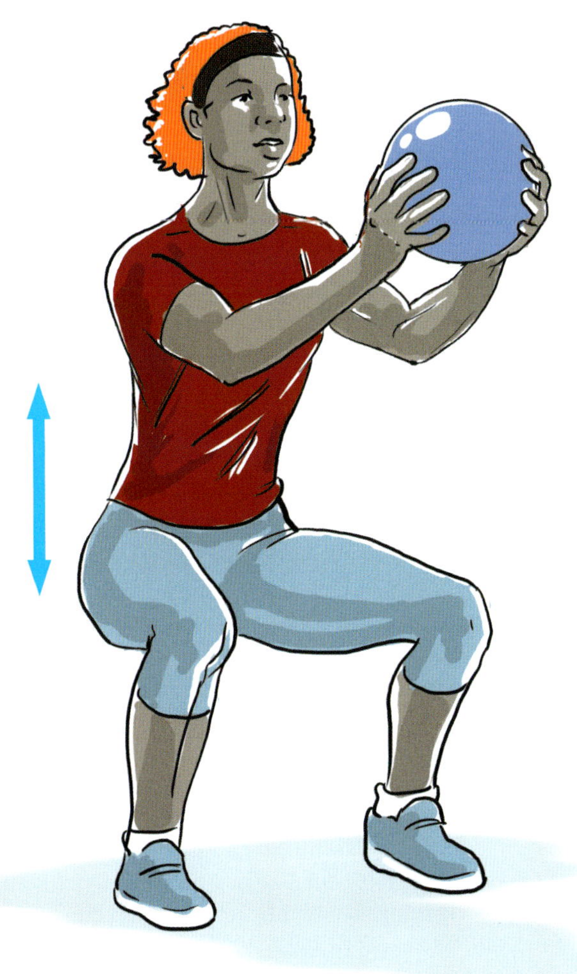

Überkopfkniebeuge

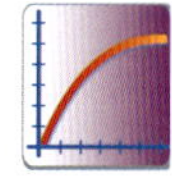

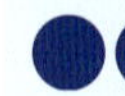

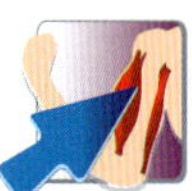

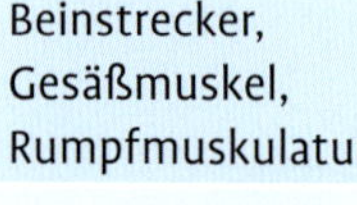

Beinstrecker,
Gesäßmuskel,
Rumpfmuskulatur

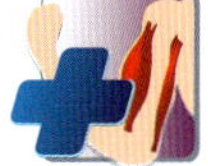

Wadenmuskel

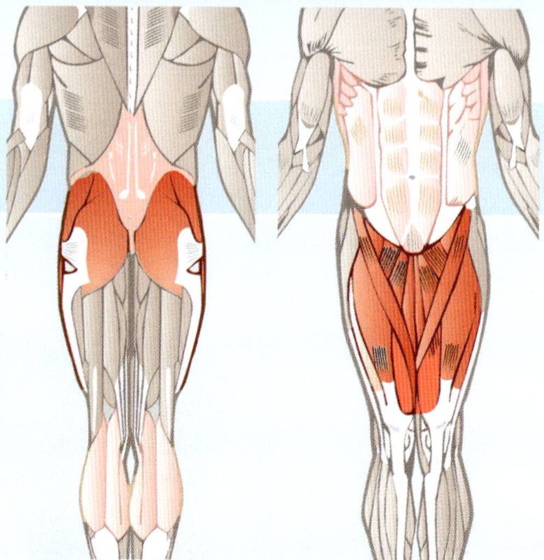

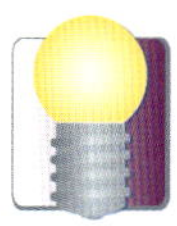

Stellen Sie sich aufrecht hin. Ihr Stand ist etwa schulterbreit. Nehmen Sie einen Ball in die Hände und halten Sie ihn über den Kopf. Beugen Sie nun die Knie und gehen Sie so weit herunter, bis die Oberschenkel etwa parallel zum Boden sind, die Knie also in einem Winkel von etwa 90 Grad gebeugt sind. Halten Sie die unterste Position für mindestens eine Sekunde und drücken Sie sich dann wieder langsam in die Ausgangsposition. Halten Sie während der gesamten Bewegung den Oberkörper so gerade wie möglich. Der Ball in Ihren Händen sollte sich die ganze Zeit über Ihrem Kopf befinden. Wenn sich Ihr Oberkörper während der Kniebeuge leicht nach vorn neigt, müssen Sie dies mit Ihren Schultern und Armen ausgleichen, indem Sie den Ball über Ihrem Kopf etwas weiter nach hinten halten.

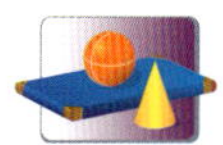

Ball

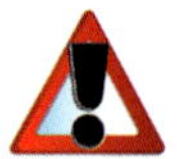

Indem Sie die Hände mit dem Gegenstand stets direkt über dem Körper, und damit in Verlängerung der Wirbelsäule halten, vermeiden Sie unerwünschten Druck auf die Lendenwirbelsäule. Durch die Verwendung unterschiedlich schwerer Bälle (vom Softball bis zum Medizinball) können Sie genau das für Sie richtige Zusatzgewicht auswählen und die Belastung entsprechend variieren.

ÜberkopfKniebeuge

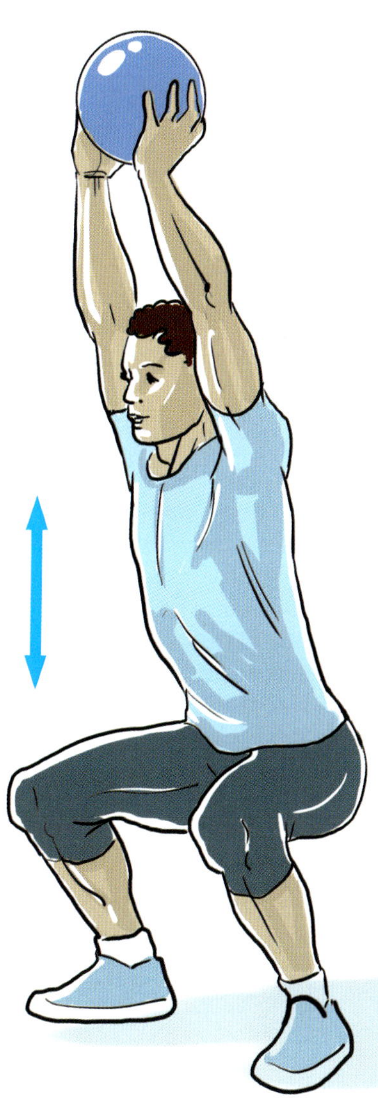

Ausfallschritte mit hinterem Fuß auf einem Kasten

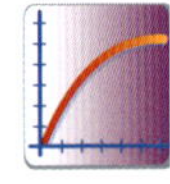

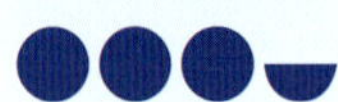

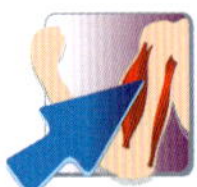

Beinstrecker,
Gesäßmuskel

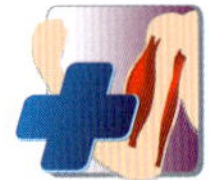

Rumpfmuskulatur,
Wadenmuskel

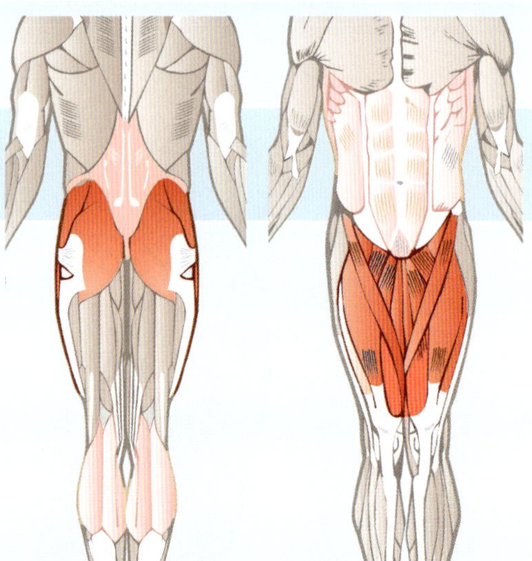

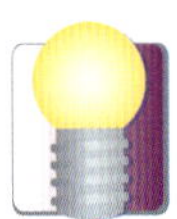

Stehen Sie aufrecht mit etwa schulterweitem Stand. Ihre Hände stützen Sie in die Hüften. Dann verlagern Sie Ihr Gewicht auf ein Bein und bewegen das andere nach hinten. Setzen Sie den Fuß des hinteren Beines auf einem Kasten auf. Dies vergrößert den Bewegungsumfang. Beugen Sie das Kniegelenk des Beins, das Ihr Körpergewicht trägt. In der Endposition ist das eine Kniegelenk im 90-Grad-Winkel gebeugt, während das andere Bein nach hinten ausgestreckt ist. Das Gewicht ruht auf dem Fuß des gebeugten Beins und der Fußspitze des nach hinten gestreckten Beins. Gehen Sie anschließend langsam in die Ausgangsposition zurück und wiederholen Sie die Bewegung so oft Sie können. Anschließend wiederholen Sie das Ganze mit dem anderen Bein.

Kasten, evtl. Griff Sprossenwand

Die Übung ist koordinativ sehr anspruchsvoll. Sollten Sie Schwierigkeiten haben, die Balance zu halten, können Sie sich zusätzlich stabilisieren, indem Sie sich mit einer Hand an einer Sprosse festhalten. Stellen Sie sich hierzu seitlich neben einer Sprossenwand auf.

Ausfallschritte mit hinterem Fuss auf einem Kasten

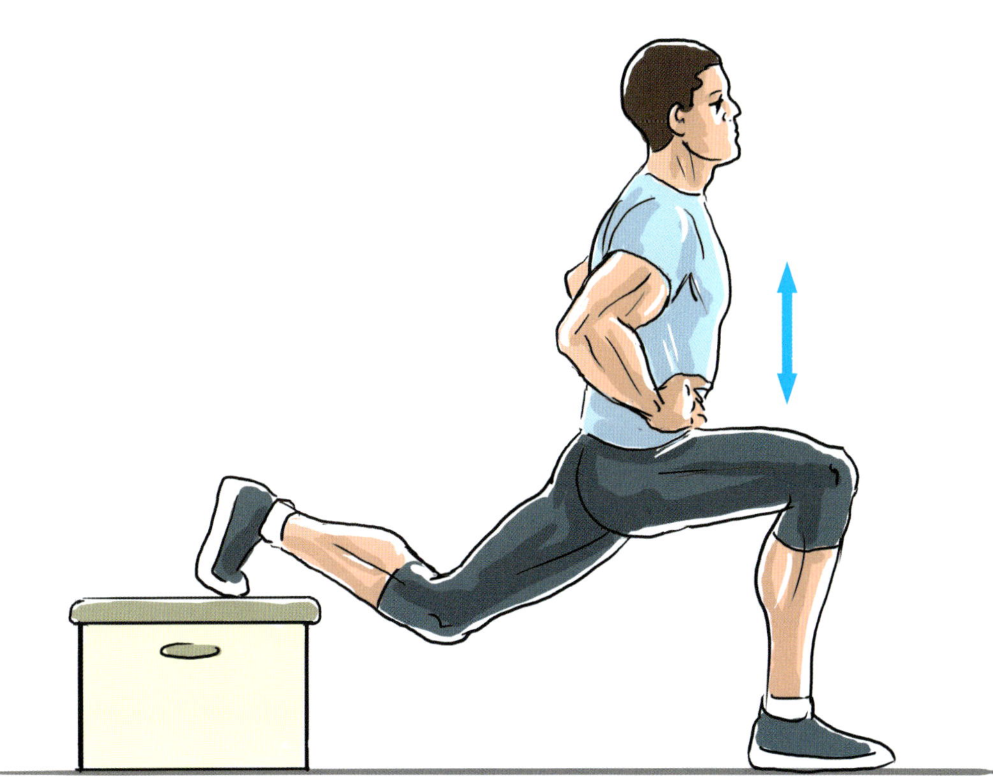

Ausfallschritte am Ring

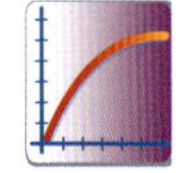

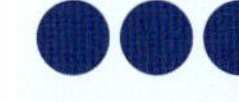
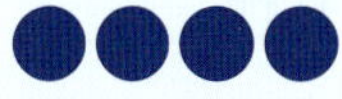

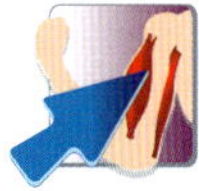

Beinstrecker,
Gesäßmuskel

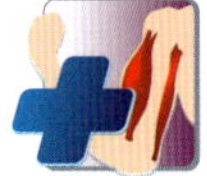

Beinbeuger,
Wadenmuskeln

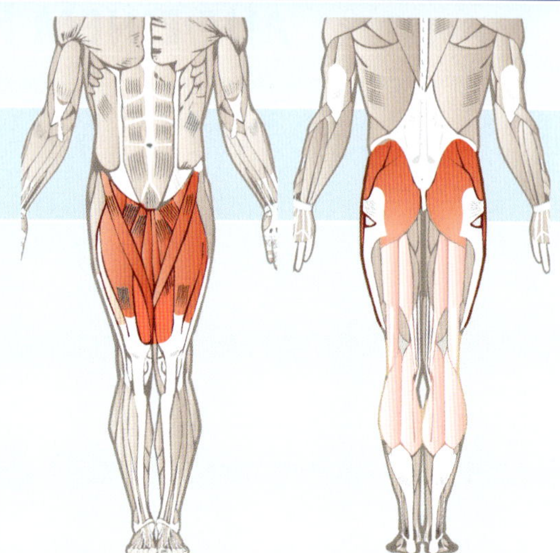

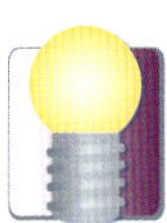

Für diese Übung ist ein Ring ausreichend. Dieser befindet sich etwa auf der Höhe Ihrer Knie. Stellen Sie sich vor dem Ring auf und positionieren Sie einen Fuß hinter Ihrem Rücken in einem Ring. Führen Sie nun mit dem anderen Bein eine langsame Kniebeuge aus. Das Bein im Ring dient dabei zur Stabilisierung und wird während der Bewegung leicht nach hinten geführt. Sie erreichen den unteren Punkt der Bewegung, wenn der Oberschenkel des vorderen Beins parallel zum Boden ist. Halten Sie diese Position kurz und drücken Sie sich dann wieder nach oben in die Ausgangsposition. Absolvieren Sie zunächst Ihre Wiederholung mit dem einen Bein. Anschließend pausieren Sie kurz und wiederholen die Übung mit dem anderen Bein.

Ringe

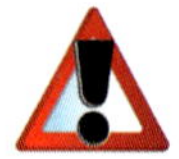

Die Übung erfordert ein Höchstmaß an Koordination. Anfangs kann daher erforderlich sein, dass Sie sich zur Stabilisierung festhalten, z. B. in dem Sie einen hohen Kasten vor sich aufstellen.

Ausfallschritte am Ring

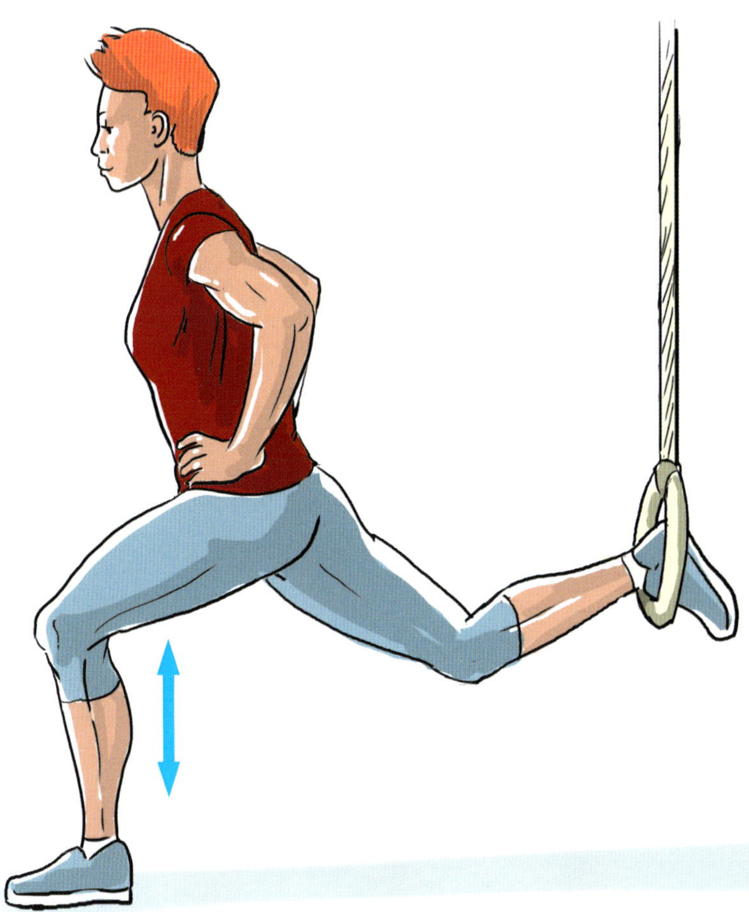

Alphabetische Übersicht der im Buch vorgestellten Übungen

Name	Seite	Schwierigkeit	Bauch	Rücken	Push	Pull	Beine
Alternierende Waage	32	●◒		●			
Ausfallschritte am Ring	108	●●●●					●
Ausfallschritte mit hinterem Fuß auf einem Kasten	106	●●●◒					●
Bauchpressen	16	●◒	●				
Bauchpressen mit Ball	22	●●●	●				
Bauchpressen mit seitlicher Drehung	20	●●◒	●				
Bauchpressen mit zwei Bällen	24	●●●	●				
Beinheben an den Ringen	28	●●●●	●				
Einarmiger seitlicher Unterarmstütz	26	●●●	●				
Frontkniebeuge mit Ball	102	●●●					●
Hüftheben	84	●					●
Hüftheben mit erhöhten Füßen	90	●●					●
Isometrischer Klimmzug im Obergriff	58	●●◒				●	
Isometrischer Klimmzug im Untergriff	56	●●◒				●	
Klimmzüge an den Ringen mit neutralem Griff	78	●●●●				●	
Klimmzüge an den Ringen mit Supination der Handgelenke	80	●●●●				●	
Klimmzüge im Obergriff	68	●●●●				●	
Klimmzüge im Untergriff	70	●●●●				●	
Kniebeuge	92	●●					●
Kniebeuge an der Sprossenwand	94	●●					●
Kniebeuge mit Gummiball zwischen den Knien	98	●●◒					●

Name	Seite	Schwierigkeit	Bauch	Rücken	Push	Pull	Beine
Liegestütz isometrisch	36	●◒			●		
Liegestützen mit eng anliegenden Armen	50	●●●●			●		
Liegestützen mit Füßen in den Ringen	44	●●●			●		
Liegestützen zwischen drei Kästen	48	●●●●			●		
Liegestützen zwischen zwei Kästen	40	●●●			●		
Negative Klimmzüge im Obergriff	62	●●◒				●	
Negative Klimmzüge im Untergriff	60	●●◒				●	
Partnerübung: Adduktoren- und Abduktorenkontraktion	88	● – ●●●					●
Rudern an den Ringen im angewinkelten Liegehang	64	●●●				●	
Rudern an den Ringen im angewinkelten Liegehang mit Supination der Handgelenke	66	●●●				●	
Rudern an den Ringen im Liegehang	72	●●●●				●	
Rudern an den Ringen im Liegehang mit Supination der Handgelenke	76	●●●●				●	
Rudern an den Ringen im Stehen	54	●				●	
„Sitzen“ an der Wand (isometrische Kniebeuge)	96	●●◒					●
Tiefe Kniebeuge an den Ringen	100	●●◒					●
Trizepsdrücken zwischen drei Kästen	42	●●●			●		
Trizepsdrücken an zwei Kästen	38	●●			●		
Überkopfkniebeuge	104	●●●					●
Überzüge an den Ringen	74	●●●●				●	
Unterarmstütz	18	●●	●				
Unterarmstütz mit Füßen in den Ringen	46	●●●			●		
Wadenheben	86	●◒					●

Einfach Fit!

Effektives Muskeltraining für zu Hause

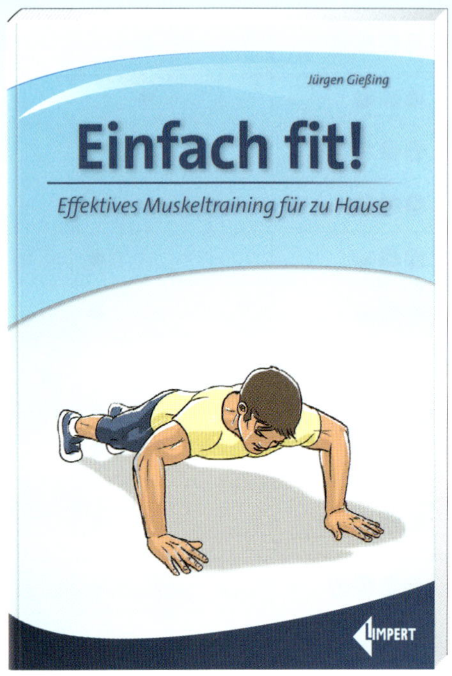

In diesem Buch werden Übungen vorgestellt, die es ermöglichen, auf einfache und wirkungsvolle Weise etwas für die Fitness zu tun. Hierfür müssen Sie weder ein spezielles Sportstudio aufsuchen, noch Hightech-Trainingsgeräte anschaffen. Benötigt werden lediglich Gegenstände, die in jedem Haushalt zu finden sind (Stuhl, Wand, Tisch etc.). Damit sind Sie jederzeit in der Lage, ein effektives Ganzkörper-Muskeltraining durchzuführen. Egal, ob in den eigenen vier Wänden oder auf Reisen: Ab sofort müssen Sie auf Ihr regelmäßiges Training nicht mehr verzichten. Mit den hier vorgestellten Übungen können Sie sich selbst auf kleinstem Raum Ihr ganz persönliches Trainingsprogramm zusammenstellen – von Einstiegsübungen für Anfänger bis hin zum Profitraining für Fortgeschrittene!

Jürgen Gießing
Einfach fit!
Effektives Muskeltraining für zu Hause
104 S., ca. 60 farb. Abb., kart., 16,5 x 24 cm.
Bestell-Nr.: 343-01971
ISBN 978-3-7853-1971-0

€ 14,95

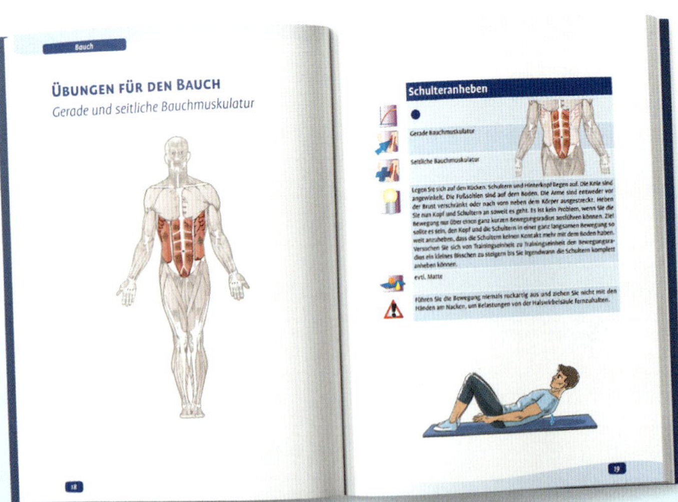

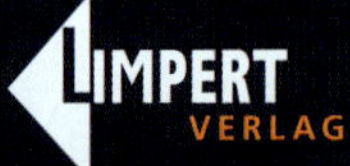

Limpert Verlag GmbH • Industriepark 3 • 56291 Wiebelsheim
Tel.: +49 (0) 6766/903-160 • Fax: -320
E-Mail: vertrieb@limpert.de • **www.limpert.de**